Martin (aka Murmeltier) Cunow

Leitfaden durch das Ernährungss-Chaos

Martin (aka Murmeltier) Cunow

Leitfaden durch das Ernährungss-Chaos

vorbeugend, während und danach

Spezial: Besser Leben!

Imprint
Any brand names and product names mentioned in this book are subject to trademark, brand or patent protection and are trademarks or registered trademarks of their respective holders. The use of brand names, product names, common names, trade names, product descriptions etc. even without a particular marking in this work is in no way to be construed to mean that such names may be regarded as unrestricted in respect of trademark and brand protection legislation and could thus be used by anyone.

Cover image: www.ingimage.com

Publisher:
Der Trainerverlag
is a trademark of
International Book Market Service Ltd., member of OmniScriptum Publishing Group
17 Meldrum Street, Beau Bassin 71504, Mauritius

Printed at: see last page
ISBN: 978-3-8417-5958-0

WIDMUNG

Einige Bücher soll man schmecken, andere verschlucken, und einige wenige kauen und verdauen.

Francis Bacon

Ich widme dieses Buch allen die Mich dabei Unterstützten, Freunde und Familie, sowie auch alle die Noch kämpfen oder gekämpft haben gegen den Krebs.

#FUCKCANCER

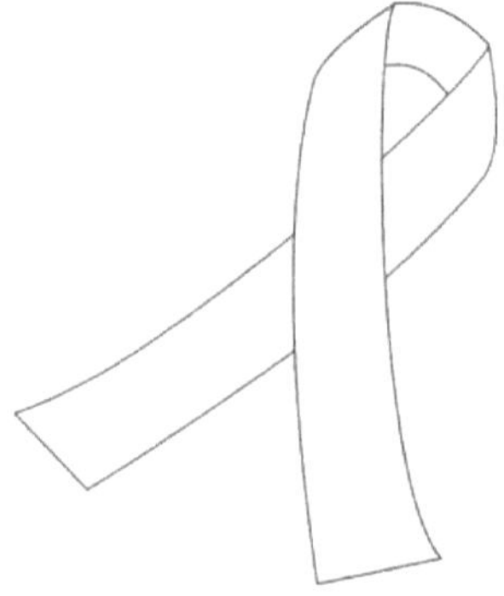

http://facebook.de/Martin.aka.Murmeltier - http://martinakamurmeltier.blogspot.de

Einleitung

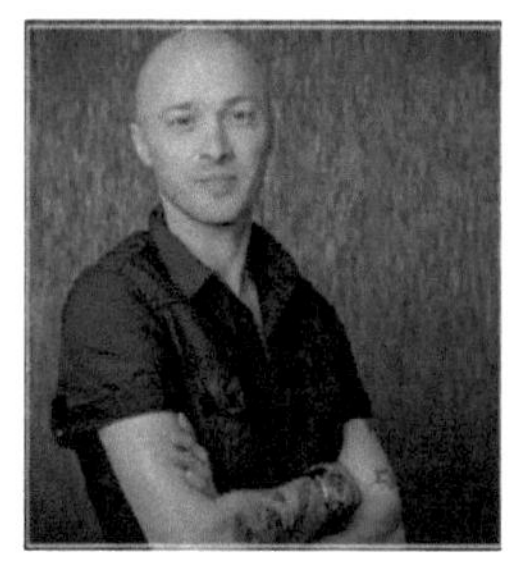

Bild: Daniel Steinbrenner

Vorab ich bin ***KEIN*** Ernährungsberater!

Cunow Martin
(Martin aka Murmeltier)

Ich gebe hier nur meine eigene Erfahrung und Wissen weiter das ich Mir in den Jahren angeeignet habe.

Die Diagnose Krebs bedeutet einen großen Einschnitt ins Leben für Betroffene und Angehörige. Sie bringt viele Veränderungen mit sich. Neben der medizinischen Therapie ist es wichtig, sich **sofort** richtig und ausgewogen zu ernähren. Ein guter Ernährungszustand ist während der Behandlung von Krebs sehr wichtig. Deshalb ist es entscheidend, darauf zu achten und Gewichts- und Kräfteverluste im Verlauf der Erkrankung nicht einfach hinzunehmen. Daher habe ich mich mit verschiedenen Ernährungsplänen beschäftigt und möchte meine Erfahrungen weitergeben. Dieses Buch gibt Empfehlungen für die richtige Ernährung bei der Diagnose Krebs und behandelt folgende Themen:

- Welche Ernährung kann vorbeugen?
- Wie kann ich mit meiner Ernährung die Therapie unterstützen und zur Genesung beitragen?
- Was ist langfristig zu beachten?

Sehen Sie Ernährung als Teil Ihrer Therapie an, um einem ungewollten Gewichtsverlust oder Zunahme durch z.B. Kortison frühzeitig entgegenwirken zu können.

INFORMATION: Ein guter Ernährungszustand ist mitunter sehr wichtig für das Wohlbefinden, zur Unterstützung und für die in „ bessere Verträglichkeit der Krebstherapie.

Den **„gesunden Teil des Körpers“** so gesund und widerstandsfähig wie möglich zu erhalten, trägt wesentlich dazu bei, den Weg durch die Therapie bestmöglich zu beschreiten.

Dazu gibt es wie gesagt sehr viele Diät-Ernährungspläne wie z.B.:

- low carb (Diät)
- vegan
- ketogen (Diät)

um nur einige wenige zu nennen, von den vielen meiner Meinung nach auch unnötigen sind.

Des Weiteren gibt es die Ernährungsformen:

- Oral
- Enterale
- Parentale

bei z.B. Klinischer die ich zum Teil hier vorstelle.

Diese ist, dass die richtige Ernährung bei Krebs, egal ob zur Vorbeugung, begleitent oder klinisch, die Therapie unterstützen und zur Genesung beitragen kann.

INFORMATION: Nochmal ich bin **KEIN** Ernährungscoach oder Berater, ich gebe hier nur **MEINE** eigene Erfahrung, Informationen und Tipps weiter die ich mir im Laufe meiner Erkrankung Jahrelang Angeeignet habe und Interessant finde in einem Buch wieder.

(Nämlich diesem!)

Vorwort

Anlässlich des **WELTKREBSTAG AM 4. FEBRUAR** möchte ich hier zusätzlich einen ersten Überblick zum Thema geben.

"Warum ich dieses Buch schrieb!" Bei der Entstehung von Krebs spielen verschiedene Faktoren eine Rolle. Die meisten davon unterliegen nicht unserer direkten Kontrolle, z.B. Umwelteinflüsse.

INFORMATION: Anders ist es bei der Ernährung. Hier entscheiden ganz allein Sie selbst – und das bei jedem Bissen, den Sie sich zuführen.

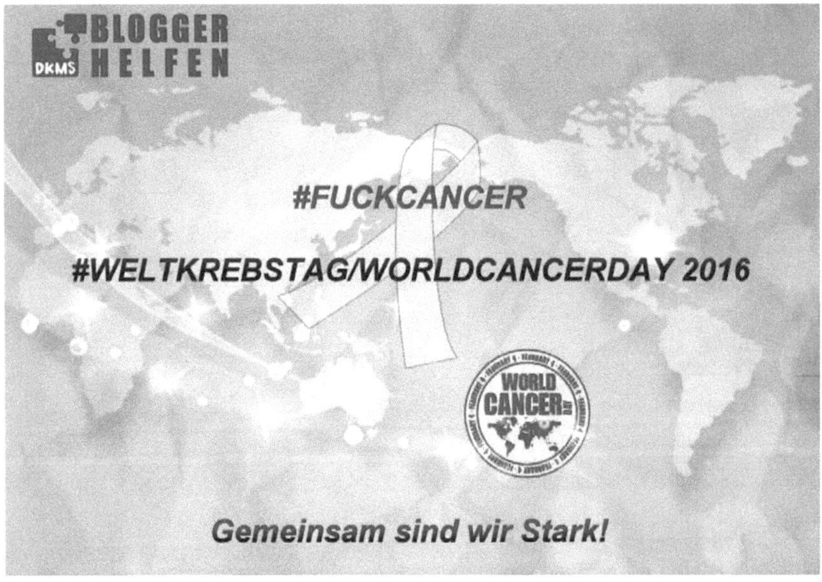

Bild: Cunow Martin

Es gibt **GRUNDSÄTZLICH** keine spezielle Krebsdiät (Ernährung), doch mit einer gezielten und ausgewogenen Ernährung aus einer Mischung aus Eiweißen, Fetten, Kohlenhydraten, Wasser, Vitaminen und Mineralstoffen, die wir benötigen, versuche ich die besten aufzuschreiben, mit ein paar Rezepten.

Durch Stoffwechselveränderungen, die durch den Tumor ausgelöst werden, kann es sein, dass sich die Verwertung der Hauptnährstoffe (Eiweiße, Kohlenhydrate, Fette) bei Ihnen verändert. Ihr Bedarf an Eiweißen und Fetten kann deutlich steigen, wohingegen Kohlenhydrate z. T. weniger gut verstoffwechselt werden können.

Daher wird in der heutigen Zeit versucht die richtige Ernährungsempfehlungen auszusprechen, die den Besonderheiten im Stoffwechsel der Patienten angepasst sind: Krebs/Tumorpatienten haben in der Regel einen erhöhten Energie- und Eiweißbedarf und sollten deshalb auch mehr Fett und Eiweiße zu sich nehmen als Gesunde. Diese Ernährung dient vorwiegend dem Erhalt der Muskulatur, der Tumor selbst (und ist meistens auf den jeweiligen Patient angepasst) mit seinen eigenen Stoffwechsel, bleibt durch die erhöhte Zufuhr von Fett und Protein unbeeinflusst.

Klinische Ernährungsform

Es gibt wie schon erwähnt Ernährung als begleitende Therapie oder die klinische Ernährung,

Davon gibt es in drei Formen:

- Orale Zusatz-Ernährung
- Enterale Ernährung
- Parenterale Ernährung

INFORMATION: Patienten werden nur so lange klinisch ernährt, wie es nötig ist. Sobald die Menge an nährstoffreichen Lebensmitteln langfristig wieder ausreicht, findet der Übergang zur normalen Ernährung statt.

Orale Zusatz-Ernährung

INFORMATION – TIPP: Trinknahrungen enthalten alle wichtigen Nährstoffe und Vitamine und helfen Lücken zu schließen.

„**Oral**" bedeutet in diesem Zusammenhang „**durch den Mund**". Das heißt: Alles, was wir essen und trinken ist orale Ernährung. Diese sogenannte Trinknahrung, die auch als „**Astronautenkost**" bekannt ist, gibt es in verschiedenen Arten und Geschmacksrichtungen. Sie wird trinkfertig in Fläschchen oder Getränkekost (Tetrapaks) angeboten. Man kann sie auch pulverförmig bekommen und dann in Speisen oder Getränken auflösen.

Die Zusatznahrungen sind in der Regel erstattungsfähig. Das heißt, Ihr Arzt kann sie Ihnen verschreiben, die Krankenkasse erstattet die Kosten.

z.B: Fresubin, Ensure, Fortimel Energy oder Biosorb

FRESUBIN

Die Trinknahrung von Fresenius ist für die verschiedensten Indikationen konzipiert (unter Anderem Tumorerkrankungen). Dazu werde ich später noch mehr schreiben da ich diese Kost/Nahrungsergänzung selbst hatte!

FORTIMEL ENERGY

Fortimel Energy Trinknahrung ist insbesondere bei erhöhtem Energiebedarf wie z.B bei schweren Infektionen oder konsumierenden Erkrankungen wie Tumorerkrankung geeignet.

BIOSORP

Die Trinknahrung von Pfrimmer Nutricia ist besonders für den normalen Energiebedarf geeignet. In 5 Geschmacksrichtungen, streng Laktose- und Glutenfrei, kann sie zur ausschließlichen Ernährung verwendet werden

INFORMATION: Ich hatte z.B. Fresubin, (Fresubin® original DRINK, Fresubin® energy DRINK und Fresubin® protein energy DRINK) es hat mir zum damaligen Zeitpunkt sehr geholfen, wo ich durch die starke Chemotherapie Appetitlos war bzw. extreme Übelkeit hatte. Ich nahm auch dadurch wieder zu was sehr wichtig war ich Wog nämlich damals nur noch 40 – 45 kg durch den Tumor.

Die Gründe für den Einsatz von enteraler Ernährung (künstliche Ernährung) können sein:

- Tumorerkrankungen im Bereich des Magens oder Darms, des Mundes oder der Speiseröhre
- Starker Gewichtsverlust (z.B. Tumorerkrankungen)
- Magersucht
- Schluckstörung
- Unterernährung bei älteren Patienten
- Bei operationsbedingter Mangelernährung, (z.B. nach Speiseröhrenoperation)
- Bewusstseinsstörungen
- Entzündlichen Darmerkrankungen (z.B. Morbus Crohn)
- Chronischer Bauchspeicheldrüsenentzündung (Pankreatitis)

INFORMATION: Nicht zu verwechseln ist die enterale Ernährung (künstliche Ernährung) mit der parenteralen Ernährung bei dieser eine Kanüle mit einer speziellen Nährstofflösung direkt an den Blutkreislauf angeschlossen wird, so dass der Verdauungskanal völlig umgangen wird.

Fresubin® Protein Energy DRINK

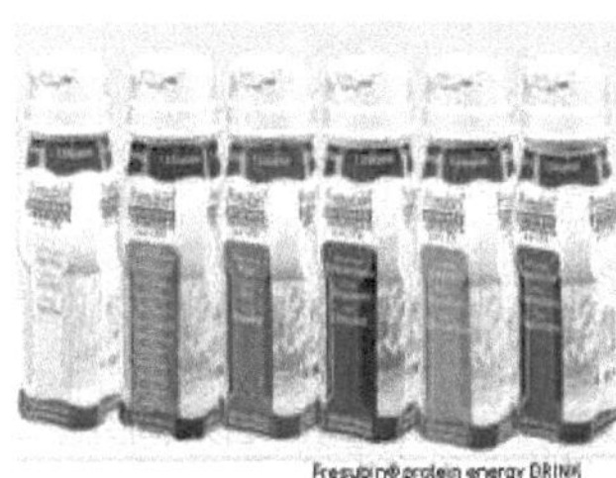
Fresubin® protein energy DRINK

Die Trinknahrung Fresubin® Protein Energy DRINK zeichnet sich durch seinen hohen Eiweißgehalt aus. Dieser gleicht Stickstoffverluste aus und beugt einer Proteinkatabolie vor (übermäßiger Abbau von Eiweißen in den Zellen). Dieser Prozess wird zusätzlich durch den hohen Energiegehalt unterstützt, mit 300 Kcal pro Trinkflasche ist der Fresubin® Protein Energy DRINK hochkalorisch. Über den Drink wird dem Körper ausreichend Energie zugeführt, so dass er nicht auf das ihm eigene Proteindepot zurückgreifen muss. Außerdem ist diese Trinknahrung reich an einfach ungesättigten Fettsäuren (MUFA = Mono Unsaturated Fatty Acids). Neben Indikationen wie Mangelerscheinungen, Appetitlosigkeit etc. eignen sich diese Trinknahrung insbesondere zum Ausgleich und die Prophylaxe eines Eiweißmangels oder einer Protein-Energie-Malnutrition (PEM). PEM kann z. B. in Folge einer Wundheilungsstörung, Operation, Verletzung oder eines Traumas eingesetzt werden. Weitere mögliche Einsatzgebiete sind konsumierende Erkrankungen, wie bspw. Tumore sowie Verbrennungen. Auch geriatrische Patienten profitieren von dem Fresubin® Protein Energy DRINK. Informationen zu den Kontraindikationen und der Lagerung entnehmen Sie bitte der Produktbeschreibung zu dem Fresubin® original DRINK. Wird die Trinknahrung als ergänzendes Nahrungsmittel eingesetzt, liegt die empfohlene mittlere Tagesdosis bei 400 ml bis 600 ml. Das entspricht zwei bis drei Trinkflaschen. Bei uns bekommen Sie die Trinknahrung in den Geschmacksrichtungen Vanille, Schokolade, Nuss, Multifrucht und Cappuccino, einzeln, in Kartons verschiedener Stückzahlen sowie in Mischkartons, die alle Geschmacksrichtungen abdecken. Der Fresubin® Protein Energy DRINK wurde durch die unabhängige ASAP Sensorische Analyse und Produktentwicklung GmbH in München getestet. Geschmacksrichtungen Vanille, Schokolade, Nuss, Multifrucht, Cappuccino, Waldbeere, Mischkarton.

Quelle: http://www.fresubin.de

Enterale Ernährung

INFORMATION. Können Lebensmittel nicht ausreichend gekaut oder störungsfrei geschluckt werden, ist es ratsam, Nährstoffe über eine Sonde zuzuführen.

Bei der enteralen Ernährung wird eine vorgefertigte, flüssige Nährstoffmischung mittels eines dünnen Schlauchs (Ernährungssonde) direkt in den Magen oder Darm geleitet. Alle Sondennahrungen sind so zusammengesetzt, dass man sich davon vollständig ernähren kann. Sie können die enterale Ernährung als komplette Nährstoffquelle nutzen oder nur unterstützend für eine Basisversorgung. Um die Sondennahrung sicher und verträglich in den Magen oder Darm zu leiten, sind einige technische Hilfsmittel notwendig. Über eine Ernährungssonde, die meistens durch die Bauchwand und seltener durch die Nase gelegt wird, gelangt die Sondennahrung in den Magen oder den Darm. Über einen Schlauch (Überleitgerät) fließt die Sonden Nahrung vom Behälter zur außen sichtbaren Sonde und tropft über das Sonden ende, das im Körper liegt, in den Magen oder den Darm.

Parenterale Ernährung

INFORMATION. Wenn der Körper über den Magen-Darm Bereich nicht mehr ausreichend versorgt werden kann, kommt die parenterale Ernährung zum Einsatz.

In parenteralen Ernährungslösungen sind die Nährstoffe in kleinste Teilchen gespalten und in Wasser gelöst. Diese flüssige Nährstofflösung fließt durch einen dünnen Schlauch direkt in die Blutbahn. Parenterale Ernährungslösungen sind Arzneimittel und müssen vom Arzt verordnet werden. Die Kosten trägt die Krankenkasse. Es gibt verschiedene Zusammensetzungen, die vorgefertigt sind und sofort eingesetzt werden können. Die Nährstofflösung wird entweder in eine Armvene oder in eine Herzvene geleitet (Infusion). Wenn für eine Chemotherapie bereits ein spezieller Katheter (Port) unter die Haut gelegt wurde, können die Nährstoffe auch darüber in die Blutbahn fließen. Mit einer Pumpe, die an das Ernährungssystem angeschlossen ist, lässt sich die Tropfgeschwindigkeit der Infusionslösung genau steuern.

INFORMATION: Sie sollten **ABER** bei dieser Ernährungsform mit Ihrem behandelnden Arzt besprechen, ob für Sie eine parenterale Ernährung sinnvoll ist. Je besser Sie informiert sind, desto sicherer können Sie mit der ungewohnten Situation umgehen.

Daher erfolgt meistens eine Ernährungstherapie!

INFORMATION: Eine klinische Ernährungstherapie (Ernährungsplan) vor, während oder nach der Krebstherapie ist erforderlich.

Kosten der Ernährungstherapie

Krankenkassen übernehmen den größten Teil der Kosten.

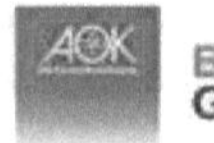

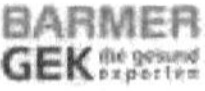

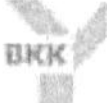

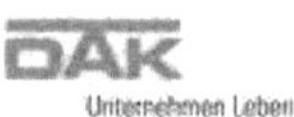

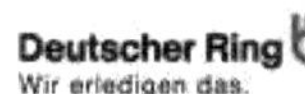

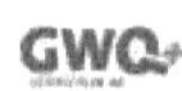

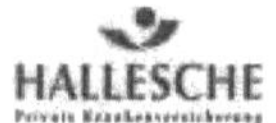

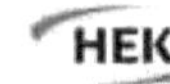

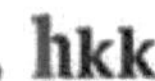

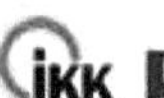

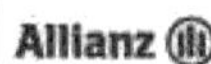

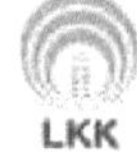

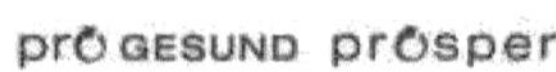

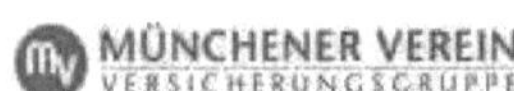

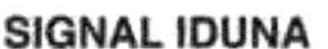

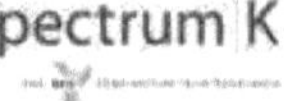

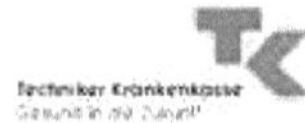

Ernährungstherapeutische Beratungen

Ernährungstherapie ist eine private Leistung, die Sie bei anerkannten Ernährungstherapeuten (**VDOE und VDD**) jederzeit in Anspruch nehmen können.

Möchten Sie, dass sich Ihre Krankenkasse finanziell daran beteiligt, ist der folgende Ablauf sinnvoll.

Drei Schritte, um einen Kostenzuschuss von Ihrer Krankenkasse zu erhalten:

1. Lassen Sie sich von Ihrem behandelnden Arzt eine „Ärztliche Notwendigkeitsbescheinigung" ausstellen. Einen beispielhaften Vordruck dafür finden Sie in der rechten Anzeige-Box.

2. Schicken Sie die ausgefüllte Bescheinigung an Ihre Krankenkasse und bitten um schriftliche Mitteilung, wie hoch der Zuschuss zur Ernährungstherapie sein wird.

3. Wählen Sie einen qualifizierten Ernährungstherapeuten, der die Beratungen fachkundig durchführt. Er erstellt Ihnen auch einen Kostenvoranschlag, falls Ihre Krankenkasse dies wünscht.

INFORMATION: Die Zuweisung ist für den Arzt budgetneutral, d.h. die Ernährungstherapie hat keinen Einfluss auf sein Budget. Die Zuschusshöhe ist bei den einzelnen Krankenkassen unterschiedlich geregelt.

Produkte für die Ernährungstherapie

Ihr Arzt kann Ihnen bestimmte Produkte verordnen, um Ihren Ernährungszustand zu verbessern. Nahrungen, Verband- und Hilfsmittel sind teilweise zuzahlungspflichtig. Am besten, Sie fragen Ihren Versorger vor Ort, welche Kosten auf Sie zukämen.

Bevor ich aber nun die verschiedenen Ernährungspläne erläutere (Therapien), möchte ich auf ein Thema eingehen, welches mir bei meiner Recherche oft über den Weg gelaufen ist. Das sind die **sogenannten** Anti-Krebs-Lebensmittel.

Anti-Krebs Lebensmittel

Ein gemischter Salat ist in der richtigen Zusammensetzung eine köstliche Krebs-Prävention.

Gibt es tatsächlich Anti-Krebs-Lebensmittel? DEFINITIV NEIN!

Nach aktuellem Kenntnisstand des US-amerikanischen Krebsforschungszentrums (The National Cancer Institute) sind ungefähr ein Drittel aller Krebserkrankungen auf die Ernährung zurückzuführen.

Lange hieß es, das kein einziger Stoff bekannt ist, der Krebszellen direkt bekämpfen könnte. Daher solle man bei Krebs – so wird auch heute noch häufig geraten – am besten alles gegessen werden, was einem schmecke.

INFORMATION: Aber dem Krebs **vorbeugen** könne eine insgesamt gesunde Ernährung jedoch schon in gewisser Weise, wird eingeräumt.

Mittlerweile aber gibt es von zahlreichen Wissenschaftlern hochinteressante Forschungsergebnisse. Sie konnten in manchen Lebensmitteln sehr wohl bestimmte Stoffe identifizieren, die in der Lage sind, Krebszellen konkret zu vernichten.

Wenn somit regelmäßig eine Vielzahl solcher Lebensmittel, Getränke und Gewürze gegessen wird, kann Krebs – im Rahmen einer ganzheitlichen Krebstherapie – oft eingedämmt oder gar zurückgedrängt werden.

Welche Lebensmittel aber enthalten nun solche Phytochemikalien, die krebshemmend wirken?

Lebensmittel zur Krebs-Prävention

Lebensmittel, die reich an **Omega-3-Fettsäuren** sind, gehören in jede effektive Anti-Krebs-Diät – und zwar nicht in übermäßigen Mengen, sondern einfach in einem angemessenen Verhältnis zu den aufgenommenen Omega-6-Fettsäuren. Das Verhältnis **Omega-6 / Omega-3** sollte bei etwa 5: 1 liegen. Omega-3-Fettsäuren sind besonders in Leinöl, Hanföl, Krill Öl und wild gefangenem Kaltwasserfisch wie zum Beispiel Lachs enthalten.

Auch gibt es eine bestimmte Algensorte, die sehr reich an **Omega-3-Fettsäuren** ist. Das Öl dieser Alge kann sehr einfach in Form einer speziellen Ölmischung gemeinsam mit Leinöl, Nachtkerzen Öl und weiteren wertvollen Zutaten eingenommen werden. Auch in Nüssen sind wichtige Stoffe enthalten, die Krebs vorbeugen können. Essen Sie daher – am besten statt den üblichen Süßigkeiten und Snacks - besser unbehandelte, ungeröstete und ungesalzene Nüsse wie Paranüsse, Walnüsse und Mandeln.

In erster Linie sind es jedoch natürlich solche Stoffe mit gleichzeitig hohem antioxidativem Potential, die krebserregende Substanzen vernichten oder gar Krebszellen selbst hemmen können. Obst und Gemüse ist jene Lebensmittelgruppe, die besonders viele Antioxidantien liefert. Gemüsesorten, die einen hohen Anteil an Antioxidantien aufweisen sind z.B. Avocados, Broccoli, Kohl, Blumenkohl, Karotten, Knoblauch, Süßkartoffeln, Pilze und Bohnen.

Zu den antioxidativ wirksamen Früchten gehören unter anderem Grapefruits, Feigen, Orangen, Zitronen, Trauben, Papaya, Himbeeren, Heidelbeeren, schwarze Johannisbeeren, Kirschen, Tomaten und Birnen. Nun gibt es aber noch Lebensmittel, die geradezu wie Heilmittel eingesetzt werden können, da ihr Antioxidantiengehalt jenen der üblichen Lebensmittel um ein Vielfaches übertrifft.

Zu diesen Lebensmitteln gehören Wildkräuter und Kräuter (Petersilie, Thymian, Salbei, Koriander, Basilikum, Oregano etc.) sowie Wildfrüchte, darunter auch die Aroniabeere, die auch Gesundheitsbeere genannt wird.

Aronia – Die (Anti)-Krebs-Beere

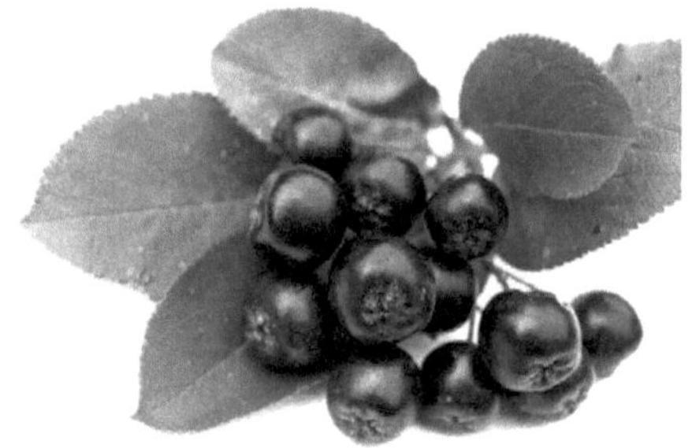

Bild: http://politiko.net

INFORMATION: Aronia ist eine dunkelblaue Beere mit wissenschaftlich nachgewiesener (Anti)-Krebs-Wirkung.

So zeigte sich beispielsweise im Laborversuch, dass unter der Einwirkung von Aronia das Wachstum von Darmkrebszellen schon nach zwei Tagen um 50 Prozent reduziert werden konnte – während die gesunden Zellen nicht beeinflusst wurden.

Die (Anti)-Krebs-Wirkung der **Aroniabeere** soll dadurch zustande kommen, dass sie ein bestimmtes Enzym hemmt, das die Tumorbildung verstärken würde und gleichzeitig ein Protein aktiviert, das die Tumorbildung unterdrück. Da die **Aroniabeere** ferner Magen und Leber schützen kann und die Nebenwirkungen von Zytostatika mildert sowie die Zellen vor Schäden durch radioaktive Strahlung bewahrt, ist sie auch ein wertvoller Begleiter einer jeden Krebstherapie.

INFORMATION: Dr. James A. Duke (Ph. D.) – Autor des Buches **"The Green Pharmacy"** ("Die grüne Apotheke") – arbeitete 20 Jahre lang mit dem National Cancer Institute zusammen und widmete sich dabei besonders den krebshemmenden Heilpflanzen.

Er entwickelte dabei auch eine spezielle Salatrezeptur mit krebsbekämpfenden Eigenschaften.

(Anti)-Krebs-Salat mit Anti-Krebs-Dressing

Ein solcher Salat sollte – nach James A. Duke – folgende Zutaten (alle aus biologischem Anbau) enthalten:

- Knoblauch
- Zwiebeln
- rote Paprika
- Tomaten, Rotklee
- gekochte Rote Beete
- frische Ringelblumen
- Sellerie
- Chicorée
- Schnittlauch
- Gurken
- Kreuzkümmel
- Erdnüsse
- Portulak
- Salbei.

Dazu empfiehlt James A. Duke sein sog. **"Krebs-Präventions-Dressing".** Es besteht aus:

- Leinöl
- Nachtkerzen Öl
- Knoblauch
- Rosmarin
- einem Spritzer Zitronensaft
- scharfen Pfefferschoten (Chili)

Getränke zur Krebs-Prävention

Um Krebs vorzubeugen, entscheiden Sie sich am besten für Teesorten, die reich an Antioxidantien sind – insbesondere Polyphenolen. Polyphenole verbinden sich in den Zellen mit freien Radikalen und verhindern so, dass diese gesunden Zellen angreifen und – im schlimmsten Fall – für die Entstehung von Krebszellen sorgen.

Folgende Teesorten sind besonders reich an Antioxidantien:

- Rooibos-Tee (Rotbusch)
- Grüner Tee **(Meine Empfehlung mit Moringa)**
- Ingwertee

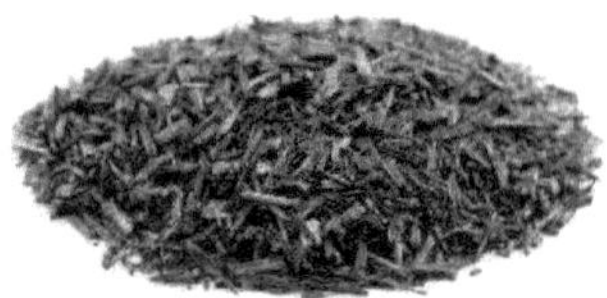

Bild: https://de.wikipedia.org

Oft wird – in kleinen Mengen – Rotwein (aus biologischer Erzeugung und möglichst schwefelarm) empfohlen, da er ebenfalls eine antioxidative Wirkung haben soll.

Da Alkohol jedoch – je nach individueller Konstitution – oft nicht nur in kleinen Mengen konsumiert wird und bei manchen Menschen auch ein gewisses Gewöhnungs- und Potential birgt, sollte davon lieber Abstand gehalten werden, wenn es nicht bei max. einem 1/8 bleiben kann.

In diesem Fall bleibt man dann besser bei blauen Trauben und OPC, dem antioxidativ hochwirksamen Stoff aus dem Traubenkern.

Kräuter und Gewürze zur Krebs-Prävention

Gewürze wie

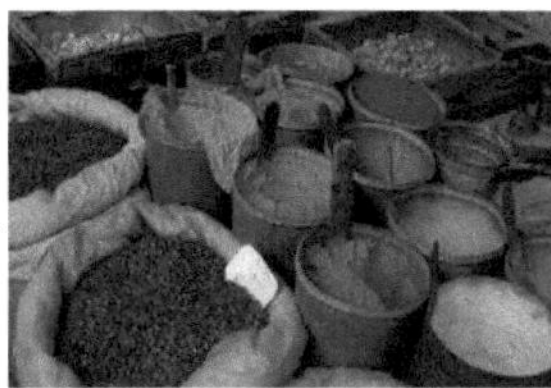

Bild: https://de.wikipedia.org

- Kurkuma
- Ingwer
- Cayenne-Pfeffer (Capsaicin)
- Zimt

sowie Kräuter wie

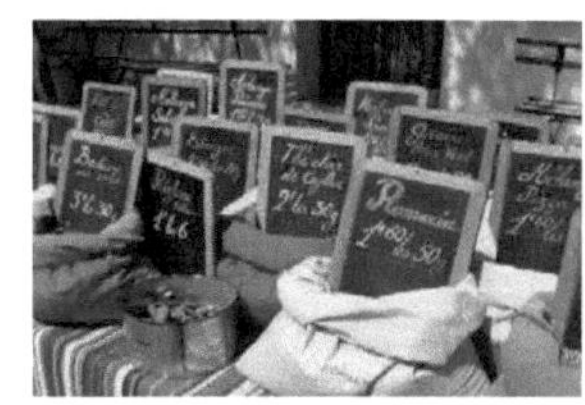

Bild: https://de.wikipedia.org

- Rosmarin
- Oregano
- Petersilie
- Salbei

sollten auf Grund ihrer krebsbekämpfenden Eigenschaften ebenfalls so oft wie möglich in die Ernährung integriert werden.

Wenn Sie jetzt zusätzlich noch **viel reines Wasser** trinken (Quellwasser oder gefiltertes Leitungswasser), dann können Giftstoffe, abgestorbene (Krebs-) Zellen und Schlacken rasch ausgeschieden und Platz für neues gesundes Gewebe geschaffen werden.

Quelle: http://www.zentrum-der-gesundheit.de

INFORMATION: Anregungen für eine erweiterte Krebstherapie. Es gibt bei Krebs – so kann ich das aus wiederholter eigener Erfahrung sagen – noch weitere Therapiemöglichkeiten, die sehr erfolgreich sind, sofern man sie nicht halbherzig, sondern konsequent durchführt.

Es ist zum einen die Ernährung. Durch das Vermeiden bestimmter Nahrungsmittel entzieht man dem Krebs „**Aufbaustoffe**":

Kein Mastgeflügel, kein Schweinefleisch. So wenig Zucker und Weißmehlprodukte wie möglich. Wenn man wieder richtig gesund ist, kann man alles wieder essen, wobei Schweinefleisch grundsätzlich das schlechteste Fleisch ist, es macht den Körper „**weich**".

Zum anderen gibt es die mit viel Aufwand unterdrückten Kräuterrezepturen der Österreicherin **Maria Treben**. Sie war eine überaus gebildete Frau und hat erst nach langen Studien und unzähligen Erfolgsmeldungen ihrer „**Patienten**" ihre Arbeitsergebnisse veröffentlicht.

Es schreckt vielleicht viele ab, dass ihre Rezepturen unter dem Titel „**Heilkräuter aus dem Garten Gottes**" erschienen sind. Aber sie war eine gläubige Katholikin – wohl so eine Art weißes Schaf…

In diesem Buch stehen viele Mittel gegen Krebs. Es wurde ihr später untersagt, ihre Krebsmittel zu veröffentlichen. Aber das Buch ist wieder erhältlich. In ihrem letzten Buch „**Aus meiner Hausapotheke**" sind keine Mittel gegen Krebs enthalten. Es ist jedoch aus anderen Gründen lesenswert.

Zu Lungenkrebs schreibt sie Folgendes z.B.:

KALMUS

Tagsüber kaut man kleingeschnittene Kalmuswurzeln, schluckt den etwas bitter schmeckenden Wurzelsaft mit Schafgarben-Tee hinunter und spuckt die Wurzelrückstände aus.

Zu Krebs allgemein schreibt Maria Treben:

Wie an anderer Stelle schon erwähnt, erschöpft sich die Heilkraft unserer Heilpflanzen nicht alleine auf das Besiegen von Krankheiten, sondern sie fördert und stärkt die Abwehrkräfte unseres Körpers und schützt uns damit vor Krankheiten. So gibt es einige Heilkräuter, die krebshemmend und krebsverhütend wirken können.

MISTEL

Diesen Ruf besitzt auch die Mistel. Ich rate jedermann zu einer alljährlichen sechswöchigen Mistel-Teekur. Drei Wochen trinkt man täglich drei Tassen, zwei Wochen lang zwei Tassen und in der letzten Woche reduziert man den Konsum auf eine Tasse Mistel-Tee pro Tag.

12 Stunden weicht man dazu einen gehäuften Teelöffel Mistel pro Tasse in kaltem Wasser ein. Anschließend wird der Kaltansatz angewärmt und abgeseiht. Praktischerweise füllt man die Tagesration Mistel-Tee in eine angewärmte Thermoskanne.

RINGELBLUME

Bei einer Krebserkrankung sollte man über einen längeren Zeitraum Ringelblumen-Tee trinken.

Dabei kommt ein gehäufter Teelöffel Ringelblume auf eine Tasse, mit heißem Wasser abbrühen, eine halbe Minute ziehen lassen, abseihen und schluckweise über den Tag verteilt drei bis vier Tassen trinken. Mit dem Frischsaft der Ringelblume, frisch gepflückte Kräuter werden in einem Haushaltsentsafter ausgepresst, behandelt man äußerlich die von Hautkrebs befallenen Körperstellen.

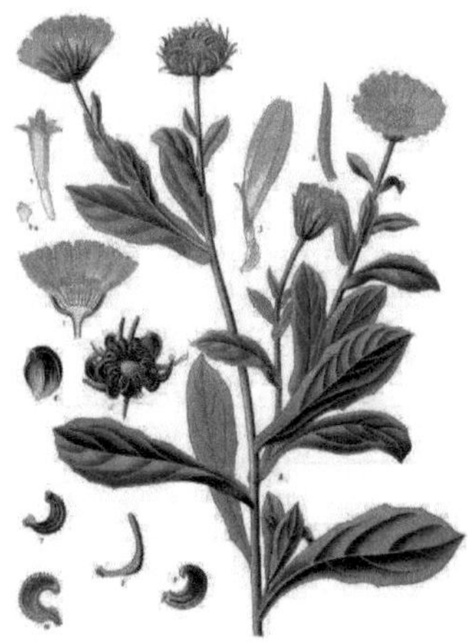

Bild: https://de.wikipedia.org

Die wichtigsten Kräuter und Nahrungsmittel gegen Krebs

(um nur einige wenige zu Nennen)

Schwarzer Pfeffer

Oftmals "**nur**" als Gewürz auf den gebracht, kann der schwarze Pfeffer mit seiner Inhaltsstoffen gegen Krebs helfen.

Ein Inhaltsstoff, das **Piperin**, besitzt wichtige krebsbekämpfenden Eigenschaften, die den Pfeffer zu einem kostbaren Verbündeten gegen die Krankheit machen.

Paprikaschote

Ein weiteres Familienmitglied des Pfeffers ist die Paprika, die ebenfalls bei der Verhinderung von Krebs helfen kann. In ihrer bunten Schale, sei sie rot, orange oder grün, sind Enzyme (Nähere Erklärung folgt) und Antioxidantien, die für die Behandlung des Krebses wichtig sind.

ACHTUNG: Empfindliche Mägen reagieren auf die anregende Wirkung von Stoffen insbesondere aus der Paprikahaut mit starker Säureentwicklung und Reflux mit Sodbrennen.

Kurkuma

Die Kurkuma-Wurzel mit ihrer leuchtend gelben Farbe ist eines der bekanntesten indischen Gewürze. Kurkuma enthält **Antioxidantien**, die nicht nur besonders gut gegen Krebs wirken, sondern auch zur Prävention vor Allergien und Diabetes hilfreich sein können. Schon eine Prise davon pro Tag reicht dafür aus.

Erdbeeren

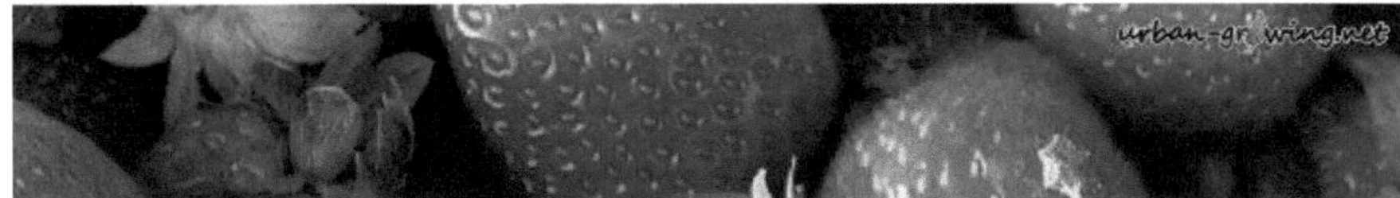

Sie Sorgen dafür, dass sich krebserregende Nitrosaminverbindungen nicht bilden können

Ingwer

Die Ingwer-Wurzel enthält viel an **Vitamin A** und **Vitamin C**. Diese Vitamine stärken das Immunsystems, so dass es Krebszellen abwehren kann.

Kardamom

Der zarte Duft des Kardamoms schmeichelt unserer Nase und so ist er ein besonders beliebtes Würzmittel geworden, auch bei uns. Forschungen haben nachgewiesen, dass er ebenso zur Prävention und zur Zerstörung Krebszellen im Körper helfen kann.

Zimt

Allseits bekannt ist auch der Zimt, ein Gewürz, das seinen Siegeszug um die Welt schon lange vollendet hat. Zimt schenkt uns Eiweiß und Energie, er stärkt das Immunsystem, und er hilft bei der Abwehr und Entstehung von Krebszellen.

Fenchel

In Fenchelsamen kann das enthaltene Anethol Krebszellen vernichten. Dazu werden Enzyme unterdrückt, die das Wachstum von Krebszellen begünstigen. Darüber hinaus unterstützt der Fenchel unseren Körper bei der Beseitigung von Krankheitskeimen im Körper.

Ananas

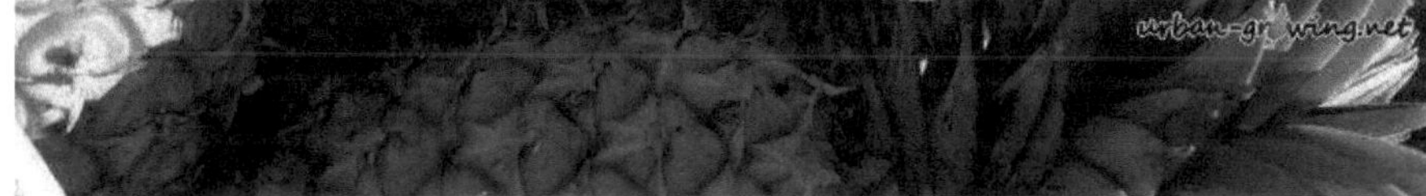

Enthält viel **Vitamin C** und Vitamin E, beide Vitamine schützen Zellen vor den freien Radikalen und hemmen so die Krebsentstehung.

Aprikose

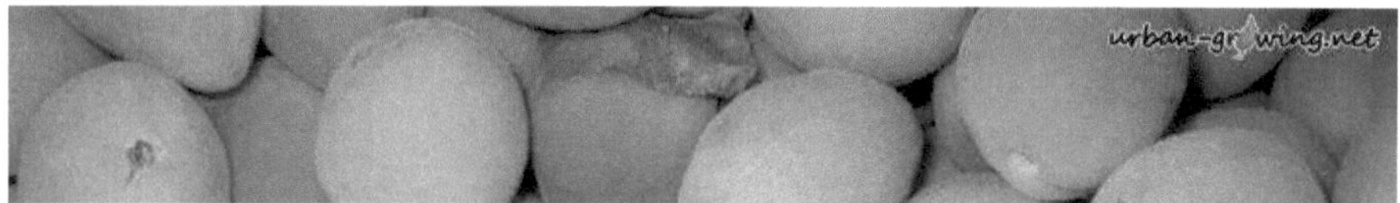

Die Aprikose enthält viele **Antioxidantien**, die als Krebszellen killen. Mein Tipp: Geht gut in Müsli!

Beeren

Die meisten Beeren enthalten bedeutende sekundäre Pflanzenstoffe.

Bier

Enthält viele **Aminosäuren** und **Mineralien**. In der zum Brauen benötigten Hefe finden sich Wirkstoffe, die vor Krebs schützen können.

Bittermelone

Enthält viel **Vitamin A** und **C** außerdem, auch **Eisen**.

Blumenkohl

Schützt besonders vor Lungenkrebs.

Brauner Reis

Schützt besonders vor Dickdarmkrebs.

Brokkoli

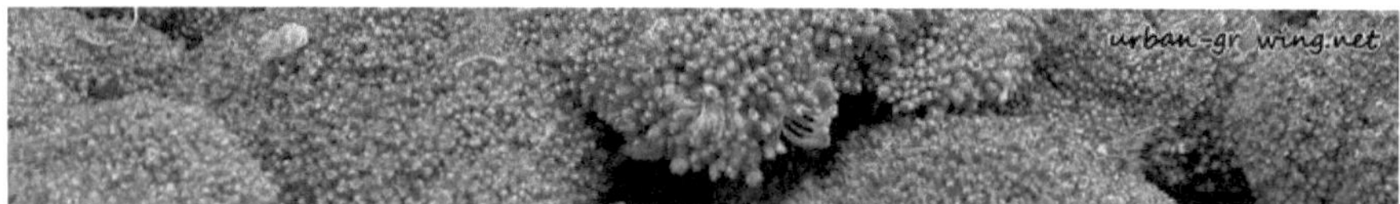

Eines der **stärksten Anti-Krebs-Gemüse**, das es gibt. Sehr **vitaminreich**, sehr **mineralstoffhaltig**..

Heidelbeeren

Bremst das Wachstum von Brustkrebszellen.

Chicorée

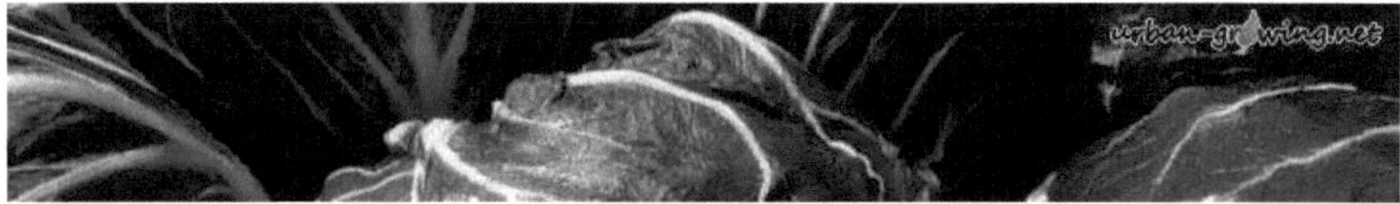

Schützt besonders vor Darmkrebs. Kann man roh oder gegart essen.

Cholesterin

Eigentlich nur in negativen Nachrichten anzutreffen, hier mal was Positives darüber: Ist man an Krebs erkrankt, muss man ausreichend Cholesterin aufnehmen. Dazu gehören Butter und Meeresfrüchte.

Cranberrys

Enthaltene **Phenolsäuren** und **Flavonoide** können das Wachstum von Krebs mindern.

Indischer Flohsamen

Reguliert die Verdauung, schützt vor Darmkrebs.

Ginseng

Der Wirkstoff **Ginsenoid** und andere Inhaltsstoffe helfen gegen Stress, Müdigkeit, und auch gegen Krebs.

Granatapfel

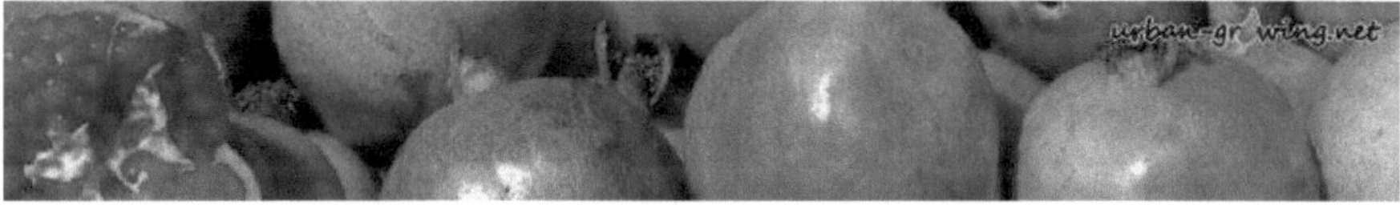

Das Enthaltene **Ellagitannin** hemmt das Wachstum von Krebszellen.

Grapefruit

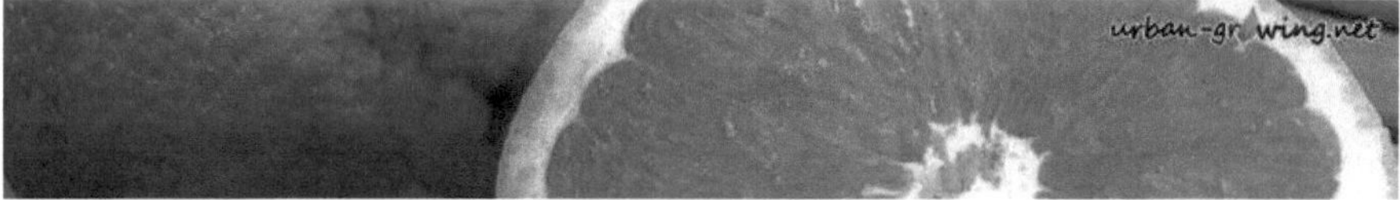

Enthaltenes **Limonoid**, **Naringin** und **Carotinoide** schützen vor Krebs.

Amarant

Dieses Getreide ist auch als das "**Gold der Azteken**" bekannt. Es Enthält viele **Omega-3-Fettsäuren**, viel Zink und viele Phytosterine. Aus diesem Grund schützt es besonders vor Dickdarmkrebs.

Grapefruitsamen

Bieten Schutz besonders bei Hautkrebs und Prostatakrebs.

Grüner Tee

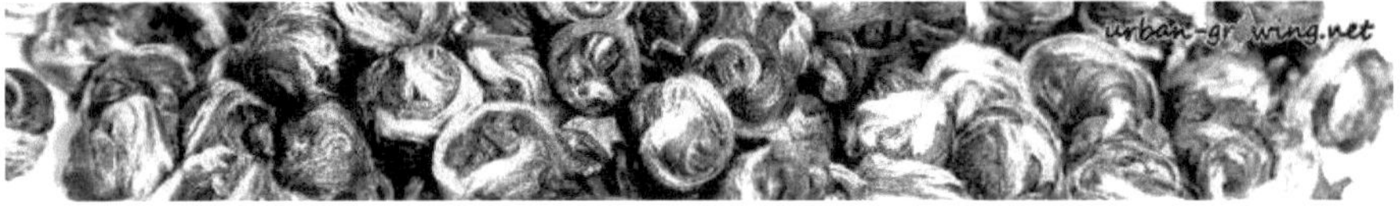

Enthaltene Stoffe bieten Schutz besonders bei Speiseröhren- und Magenkrebs.

Fisch

Das **Vitamin D**, hochwertige **Proteine** und **Omega-3-Fettsäuren** beugen Krebs und Herzerkrankungen vor.

Grünkohl

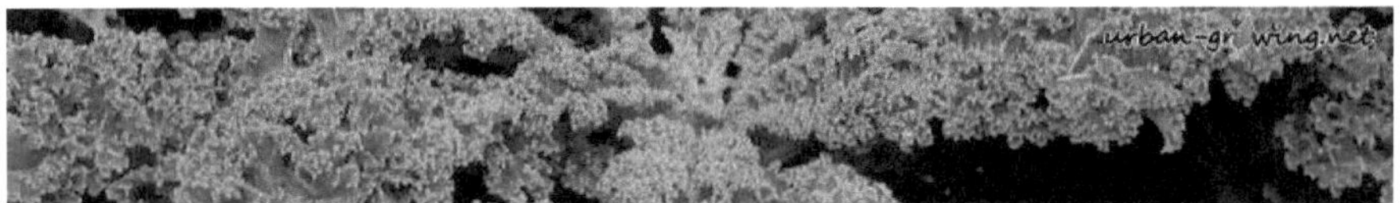

Viel **Vitamin C, Beta-Carotin** und **Folsäure**. Schützt besonders vor Brustkrebs und Gebärmutterkrebs.

Hafer

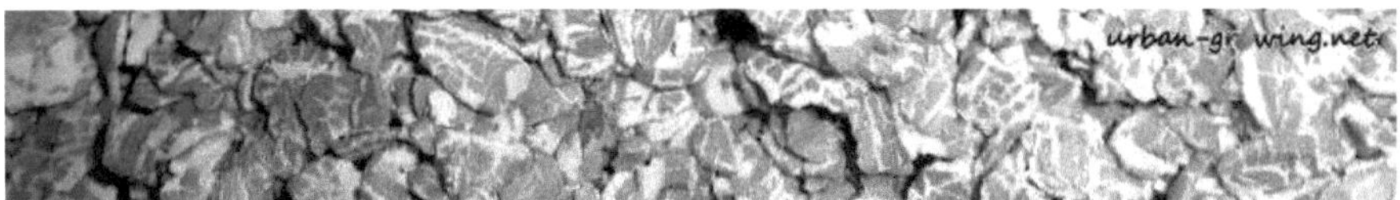

Enthält **viele Anti-Krebsstoffe**. Das vitalstoffreichste Brot-Getreide mit vielen Anti-Krebsstoffen. **Reich an Zink, Vitamin E, Provitamin A.** Für Krebspatienten empfiehlt sich Haferbrei mit Nussöl!

Hagebutte

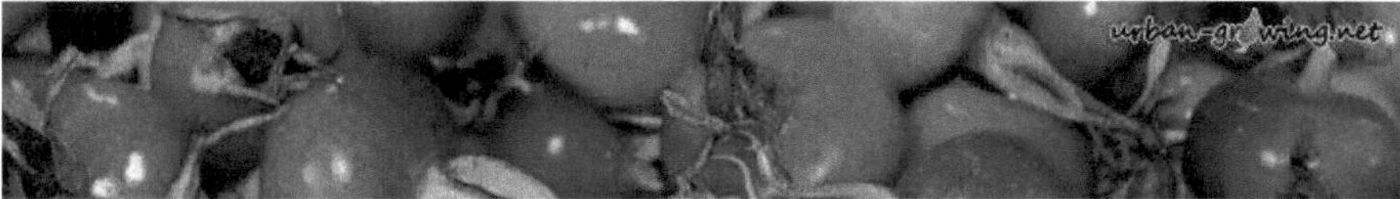

Enthält viel **Vitamin C**, welches den Körper vor krebserregenden freien Radikalen beschützt.

Chili

Scharf macht scharf, außerdem hilft die Chili so wie Ingwer oder Tabasco Krebs vorzubeugen.

Hering

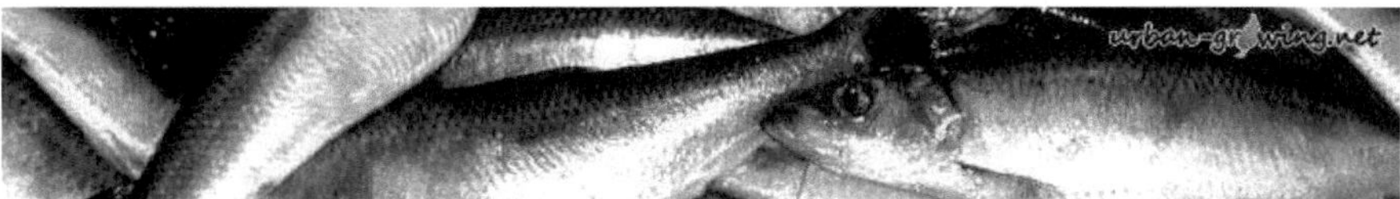

Viel **Vitamin D** beschützt uns vor Brustkrebs und Dickdarmkrebs.

Himbeeren

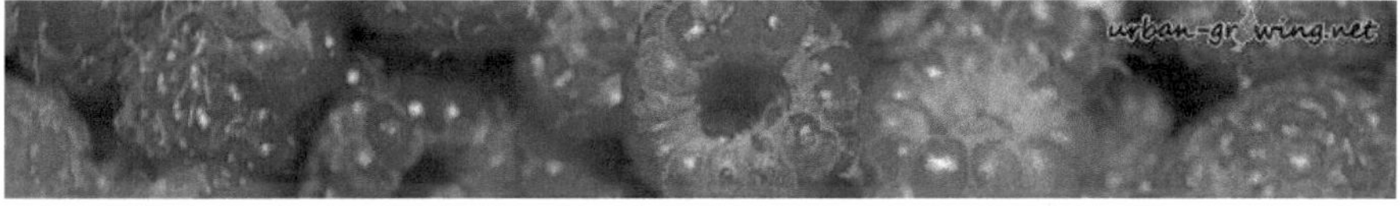

Die wichtigen sekundären Pflanzenstoffe beugen Krebs vor.

Honig

Schmeckt immer und enthält viel Gesundes gegen den Krebs. Die Pflanzenstoffe **Acacetin** oder **Galangin** töten Krebszellen.

Ingwer

Schützt vor Hautkrebs und Darmkrebs.

Kaffee

Zwar immer wieder in Verruf, trotzdem reich an **Antioxidantien**.

Kakao

Kakaobutter ist besonders gut, aber auch der Kakao in der dunklen Schokolade reicht zur Vorbeugung gegen Krebs und Herzerkrankungen.

Kartoffeln

Die Inhaltsstoffe hemmen das Wachstum von Krebs.

Karotten

Inhaltsstoffe der Karotte unterstützen die Behandlung von Brustkrebs

INFORMATION: Falcarinol ist ein natürlicher Abwehrstoff, der unter anderem in Karotten (Daucus carota), Petersilie (Petroselinum crispum) und Efeu (Hedera helix) vorkommt und den Pflanzen zur Abwehr und Bekämpfung von Schädlingen, Krankheiten und Pilzbefall dient. Trotz seiner toxischen Wirkung wurde in einer früheren Studie bereits eine positive Wirkung bei der Krebsbehandlung von Ratten nachgewiesen. Wissenschaftler haben nun nachgewiesen, dass der Stoff bei der Behandlung von Brustkrebs zur Unterstützung einer Chemotherapie eingesetzt werden kann.

Krebskiller **Lycopin**, besonders wirksam in **Tomatenmark**.

Knoblauch

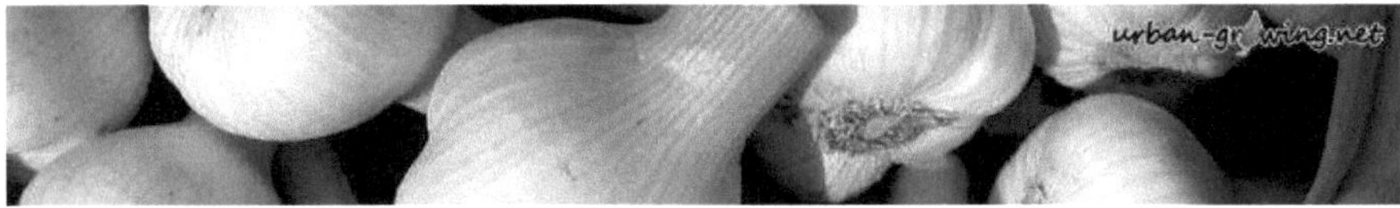

Die enthaltenen **Schwefelverbindungen** helfen besonders vorbeugend vor Lungen- und Dickdarmkrebs.

Angaben ohne Gewähr!

Enzyme und deren Funktionsweise

Lassen Sie uns einige Enzyme und deren Funktionsweise näher betrachten. Im Folgenden beschreiben wir, wo die einzelnen Enzyme aktiv werden und in welchen Lebensmitteln sie zu finden sind.

Lipase

Lipase ist ein Enzym, dass Fette verdaut und dabei hilft, die optimale Funktion der Gallenblase zu gewährleisten. Wenn es einer Mahlzeit als Ergänzungsmittel zugefügt wird, verdaut es die Fette der Nahrung und entlastet so die Gallenblase, die Leber, und die Bauchspeicheldrüse, die sonst die erforderlichen Enzyme produzieren müssten. Die Aufnahme von Proteinen aus fettiger Nahrung, wie zum Beispiel Fisch oder Samen, kann verbessert werden, indem Lipase-Enzyme separat zugefügt werden.

Protease

Protease spaltet Proteine, die in Fleisch, Geflügel, Fisch, Nüssen, Eiern und Käse vorkommen. Es kann hilfreich sein für Menschen mit Nahrungsmittelallergien oder die Probleme bei der Verdauung von Proteinen haben.

Amylase

Amylase ist ein natürlicher Extrakt aus Pflanzen, der dem Körper dabei hilft, Stärke und Kohlenhydrate aufzuspalten und aufzunehmen. Es wirkt wunderbar bei der Verdauung von Stärke und Kohlenhydraten und kann nützlich sein für Menschen, die empfindlich auf Gluten reagieren.

Cellulase

Cellulase ist ein Enzym, das Fasern (Zellulose) in Nahrungsmitteln wie Früchten und Gemüse aufspaltet. Cellulase, die nicht im menschlichen Körper vorkommt, bricht die Verbindungen der Fasern auf und erhöht den Nährwert von Früchten und Gemüse.

Laktase

Laktase verdaut Milchzucker. Laktase-Mangel ist die verbreiteteste und bekannteste Form der Kohlenhydrat-Unverträglichkeit. Schätzungen zu Folge haben ungefähr 70% der Weltbevölkerung einen Mangel an Laktase. Es wurde herausgefunden, dass die zusätzliche Einnahme von Laktase-Enzymen die Symptome der Laktose-Intoleranz verringert, die in Zusammenhang mit dem Verzehr von Milchprodukten auftreten.

Phytase

Phytase spaltet Phytinsäure, die in Getreide und Samen vorkommen, wie auch einfache Zucker in Fruktose und Glukose.

Maltase

Maltase verdaut komplexe und einfache Zucker. Maltase spaltet ungenutztes Glykogen in den Muskeln. Glykogen ist eine dickflüssige, klebrige Substanz, die aus Zuckern und Stärke hergestellt wird, und in den Muskeln für den späteren Gebrauch gespeichert wird. Wenn sich die Menge an gespeichertem Glykogen ständig erhöht, führt dies in zunehmendem Mass zu Muskelschwäche und der Rückbildung der Muskeln.

Papain und Bromelain

Papain aus der Papaya und Bromelain aus der Ananas helfen beide bei der Verdauung von Proteinen. Bromelain ist auch ein natürliches Mittel gegen Entzündungen.

Stoffwechselvorgänge benötigen Enzyme

Wenn wir älter werden, steigt die Belastung für unseren Körper durch verschiedene Arten von Umweltverschmutzung, Chemikalien, Giften, Stress und emotionalen Problemen. All dies verringert die natürliche Fähigkeit unseres Körpers, genügend Enzyme herzustellen, um den Bedarf für das tägliche Leben zu decken.

Unser Körper benötigt Enzyme um richtig zu funktionieren. Wir brauchen sie nicht nur für eine gesunde Verdauung, sondern für sämtliche Stoffwechselvorgänge. Ohne Enzyme wären wir nicht in der Lage, zu leben.

Was sind Enzyme und wie wichtig sind sie für uns?

Enzyme sind komplexe Proteinmoleküle, die von allen tierischen und menschlichen Zellen hergestellt werden. Enzyme sind sehr wichtig, da sie die grossen Nahrungsmoleküle in kleinere Einheiten aufspalten, die dann von den Zellen aufgenommen werden.

Lesen Sie mehr unter: http://www.zentrum-der-gesundheit.de

Wie unterscheiden sich die Lebensmittel in ihrer Wirksamkeit?

Einige Lebensmittel enthalten mehr Schutzstoffe als andere, aber kein einzelnes Lebensmittel kann allein vor Krebs schützen. Das Beste ist, verschiedene, hauptsächlich pflanzliche Nahrungsmittel miteinander zu kombinieren. Denn ihre wertvollen Inhaltsstoffe unterstützen sich gegenseitig in ihrer gesundheitsfördernden Wirkung.

Deshalb haben Sie auch Rezepte entwickelt, die sich gegenseitig unterstützende Inhaltsstoffe vereinen?

Ja, zum Beispiel mein indisches Hähnchencurry mit krebshemmenden Zutaten wie Ingwer, Kurkuma und schwarzem Pfeffer.

Kurkuma verhindert, dass Tumorzellen Gefäße ausbilden, um sich mit Nährstoffen zu versorgen. Aber erst in der Kombination mit dem Stoff Piperin im Pfeffer kann der Körper Kurkuma besser verwerten, denn es steigert die Aufnahme im Organismus um 2000 Prozent.

Was begünstigt die Entwicklung eines Krebstumors?

Dazu gibt es viele Studien. Die größten Feinde unserer Zellen sind sogenannte freie Radikale, die teilweise von unserem Körper selbst produziert werden, um zum Beispiel Bakterien zu bekämpfen. Zu viele freie Radikale sind aber sehr schädlich, da sie die Zellen angreifen und die DNA zerstören können. Viele Außenfaktoren wie falsche Ernährung, UV-Licht, Alkohol oder Nikotin können zusätzlich freie Radikale produzieren.

Was sind die wichtigsten Inhaltsstoffe im Kampf gegen Tumore und in welchen Lebensmitteln findet man sie?

Vitamin C ist ein bekanntes Antioxidans, ein Zellschützer sozusagen. Es findet sich in vielen Früchten, vor allem in Beeren wie Sanddorn. Außerdem ist Vitamin C für den Kollagenaufbau in der Haut zuständig, macht also auch noch schön. Ein weiterer wichtiger Stoff ist das fettlösliche Vitamin E. Das steckt hauptsächlich in Ölen, Nüssen, Eiern, Milchprodukten, Avocados und grünem Blattgemüse wie Salaten und Mangold.

Der Mineralstoff Selen schützt auch vor freien Radikalen. Gute Quellen sind Fisch und Meeresfrüchte, Milchprodukte, Eier und Nüsse.

Gibt es eine Gedankenstütze, wie ich mir die gesündesten Lebensmittel merken kann?

Klar, über die Farbe. Wer Nahrungsmittel aus der gesamten Farbpalette zu sich nimmt, also schön bunt und vielseitig isst, profitiert am meisten. Carotinoide, die gelben, orangefarbenen und roten Farbstoffe der Pflanzen, schützen die Zellen vor Schädigungen und stärken das Immunsystem. Das bekannteste Carotinoid ist Beta-Carotin. Das wird als Vitamin A in unserer Haut gespeichert, schützt so vor Sonnenschäden. Reichhaltig vorhanden ist dieser Schutzstoff in Möhren, Mangos und Süßkartoffeln. Der rote Farbstoff in Tomaten heißt Lycopin und gilt als Wunderwaffe gegen Krebs. Er sitzt hauptsächlich in der Schale und ist in verarbeiteter Form wie in Tomatenmark oder Ketchup um ein vielfaches konzentrierter. Studien zufolge kann Lycopin vor Prostatakrebs schützen. Auch grüne Lebensmittel wie Salat und Blattgemüse bieten einen guten Krebsschutz. Sie enthalten Folsäure, ein B-Vitamin, das beim Aufbau neuer gesunder Zellen mithilft und vor allem Bauchspeicheldrüsenkrebs vorbeugen soll.

Haben Nahrungsmittelergänzungsprodukte denselben gesunden Effekt?

Nein. Studien konnten nachweisen, dass Vitamine, Mineralien und alle anderen Zellschutzstoffe sogar mehr schädigen als schützen können, wenn sie isoliert eingenommen werden. Ein Beispiel dafür ist die Wirkung des Vitamins Beta-Carotin bei Rauchern. Über einen längeren Zeitraum eingenommen, steigt das Risiko, an Lungenkrebs zu erkranken.

Worauf soll ich beim Einkaufen achten?

Immer frische Lebensmittel in den Einkaufskorb legen. Bei Obst und Gemüse darauf achten, dass es noch knackig ist. Und am besten zu Bioprodukten greifen. Es ist erwiesen, dass Pflanzen, die keine Hilfe gegen Schädlinge in Form von Pflanzenschutzmitteln bekommen und sich somit selber verteidigen müssen, viel mehr eigene Schutzstoffe aufbauen, von denen wir wiederum profitieren. Auch Tiefkühlprodukte sind empfehlenswert, denn dieses Gemüse wird oft schon direkt nach dem Ernten auf dem Feld schockgefroren, die guten Inhaltsstoffe bleiben so bewahrt.

Gibt es auch Süßigkeiten, die helfen, gesund zu bleiben?

Ja, dunkle Schokolade, sofern sie mehr als 70 Prozent Kakaogehalt hat. Nur sie enthält Flavonoide, eine Gruppe von Phytochemikalien, die als Antioxidantien gegen Krebs kämpfen. Das ist auch der Grund, warum Milchschokolade diese Wirkung nicht entfaltet. Aber auch dunkle Schokolade hat Nachteile, denn wenn man zu viel davon isst, macht sie dick.

Hat das Gewicht etwas mit Krebs zu tun?

Ja. Diverse Studien weisen darauf hin, dass Übergewicht bestimmte Krebsarten begünstigt. Dazu zählen zum Beispiel Speiseröhren-, Pankreas, Dickdarm- und Leberkrebs. Aber auch bei übergewichtigen Frauen nach den Wechseljahren erhöht sich das Risiko für Brustkrebs.

Also zählen neben der Ernährung auch andere Faktoren?

Ja. In einer groß angelegten Krebsstudie hielten Forscher zehn Grundregeln für eine gesunde Lebensweise fest, die sich alle gegenseitig bedingen:

> (1) Ein normales Körpergewicht, (2) mindestens 30 Minuten Bewegung am Tag, (3) Zucker, (4) kalorienreiche Produkte und Nahrungsergänzungsmittel meiden, (5) dafür hauptsächlich pflanzliche Kost, (6) wie etwa fünf Portionen Obst und Gemüse täglich, essen. (7) Außerdem sollte man den Verzehr von rotem Fleisch reduzieren, (8) wenig Alkohol trinken, (9) nicht zu viel salzen. (10) Aber auch Stillen hat eine krebshemmende Wirkung.

Quelle: Ernährungsexpertin Kerstin Hultén

INFORMATION: [Sie schrieb ihre Doktorarbeit über den Zusammenhang von Ernährung und Brustkrebs, tritt mit ihrem Wissen im schwedischen und finnischen Fernsehen auf und entwickelte Rezepte, die sie jetzt in einem Buch veröffentlichte („Essen, das gegen Krebs schützt", Mosaik bei Goldmann; 19,95 Euro).]

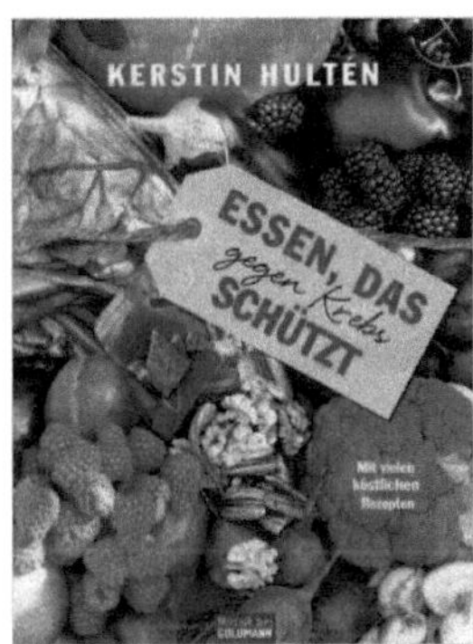

Essen, das gegen Krebs schützt

von Kerstin Hultén
Kurzlink: http://www.amazon.de/dp/344239192X

19,95 €

Informationen über jodarme Ernährung (z.B bei Schilddrüsenkrebs)

Nachfolgend finden Sie eine Liste einiger jodhaltiger Nahrungsmittel, die Sie wahrscheinlich vermeiden sollten:

- Jodsalz, Meersalz und salzige Nahrungsmittel. Da es wahrscheinlich nicht möglich ist, zu wissen, welche Restaurants Jodsalz verwenden, sollten Sie während dieser Zeit eventuell nicht zum Essen ausgehen.

- Alle Milchprodukte (z.B. Milch, Quark, Käse, Sahne, Joghurt, Butter, Eis) **betrifft hauptsächlich konventionelle Milch, bei Bio- Milch ist der Jodgehalt deutlich geringer.**

- Margarine
- Eigelbe
- Meeresfrüchte (Fisch, Schalentiere, Meeresalgen, CELP)
- Nahrungsmittel, die Karrageen, Agar Agar, Algin oder Alginat enthalten — diese werden alle aus Meeresalgen hergestellt

- Viele verarbeitete und/oder gepökelte Fleisch- und Wurstsorten (Schinken, Speck, Wurst, Corned Beef, usw.)

- Frisches Hühner- oder Putenfleisch, das mit Brühe oder anderen Zusätzen injiziert wurde

- Trockenfrüchte
- Dosengemüse
- Komerzielle Backprodukte
- Schokolade
- Melasse
- Sojaprodukte (Sojasoße, Sojamilch, Tofu)
- Jodhaltige Vitamine oder Nahrungsergänzungsmittel
- E 127 - Erythrosin dieser Farbstoff ist in vielen Nahrungsmitteln bzw. Tabletten enthalten, die rot oder braun sind, einschließlich von Cola Getränken

Falls Sie von all diesen Informationen etwas überwältigt sind, sollten Sie wissen, dass Jod nicht gleich Salz oder Natrium ist. Salz ohne Jodzusatz kann ohne weitere auch bei einem jodarme Ernährung gegessen werden.

Andere Nahrungsmittel, die weiterhin gegessen werden können, umfassen u.a.:

- Eiweiße
- frisches, eingepökeltes Fleisch vom Metzger
- Matzen
- selbstgebackenes Brot, das mit Salz ohne Jodzusatz und Öl (nicht mit Sojaöl) und nicht mit Butter oder Milch gebacken wurde

- die meisten frischen Früchte und Gemüse (jedoch nicht zu viel Spinat und Brokkoli), gut gewaschen

- tiefgefrorene Gemüse ohne jodreiche Zutaten (z.B. normales Salz)
- Dosenpfirsiche, -birnen und -ananas
- ungesalzene natürliche Erdnussbutter
- klare Sprudelgetränke
- Kaffee oder Tee, soweit diese mit destilliertem Wasser gebraut wurden. Es darf jedoch nur Kaffeeweißer ohne Zusätze von Molkereiprodukten benutzt werden!

- Sorbet - achten Sie jedoch darauf, dass die Zutatenliste nicht E 127 Erythrosin enthält!

Quelle: http://www.thyroidcommunity.com

INFORMATION: Es kann hilfreich sein, schon bevor Sie mit dieser Diät anfangen, einzukaufen und Ihre Zutaten evtl. einzufrieren. Dadurch können Sie vermeiden, dass Sie im Laden von jodhaltigen Nahrungsmitteln verlockt werden. Sie könnten auch im Reformhaus einkaufen, da salz- und milchfreie Produkte dort gekennzeichnet sind. Besonders wenn Sie Ihre Schilddrüsenhormone absetzen, ist es evtl. angebracht, mehrere Mahlzeiten im Voraus zuzubereiten, damit Sie sich später die Mühe sparen können.

Informationen über Low-Carb

Der Begriff **Kohlenhydratminimierung** bzw. **Low-Carb** (von englisch carb, Abkürzung für carbohydrates– Kohlenhydrate) bezeichnet verschiedene Ernährungsformen oder Diäten, bei denen der Anteil der Kohlenhydrate an der täglichen Nahrung reduziert wird. Motivation ist häufig eine erwünschte Gewichtsreduktion, als Therapie einer Stoffwechselerkrankung oder als allgemeine Ernährungsform mit erhofften positiven prophylaktischen Gesundheitsauswirkungen.

Die täglichen Mahlzeiten bestehen hauptsächlich aus Gemüse, Milchprodukten, Fisch und Fleisch, wobei Fette und Proteine die wegfallenden Kohlenhydrate ersetzen. Die empfohlene Energiezufuhr durch Kohlenhydrate, gegenüber einer typischen westlichen Ernährung mit ca. 50% Anteil, schwankt je nach Form der Low-Carb-Ernährung stark, von der ketogene Diät, bei der der Anteil auf theoretisch null reduziert sein kann, bis zu Formen, welche nur geringe Reduktionen empfehlen.

Quelle: Wikipedia

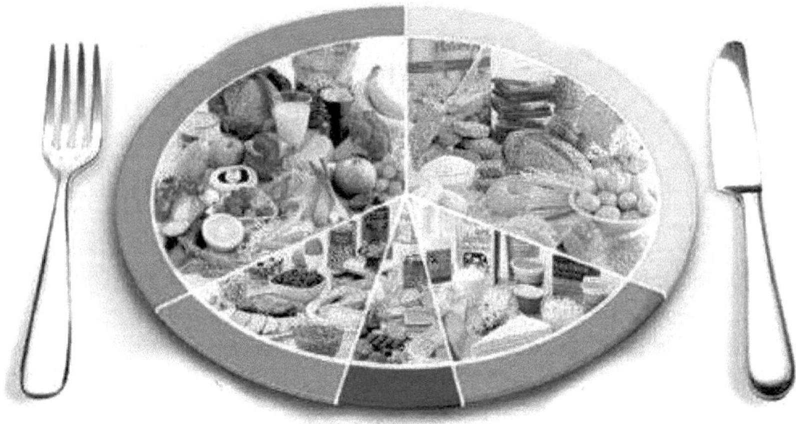

Energie der Nährstoffe

Unser Körper verbraucht Nahrungsenergie für unterschiedliche Funktionen. Selbst wenn wir uns nicht bewegen verbrauchen wir Energie für die Ruhefunktionen unseres Körpers. Diesen Energiebedarf decken wir aus Nahrungsmitteln. Wie viel Energie ein Nährstoff enthält wird in Kilokalorien (kcal) oder Kilojoule (kJ) gemessen. Diese beiden Maßeinheiten können in der folgenden Weise umgerechnet werden:

- 1 kJ = 0,24 kcal
- 1 kcal = 4,18 kJ

Nahrungsmittel enthalten unterschiedliche Nährstoffe. Dabei können wir zwischen den energiehaltigen Nährstoffen und den energiefreien Nährstoffen unterscheiden. Energiehaltige Nährstoffe sind Kohlenhydrate, Eiweiß, Fette und Alkohol. Diese Nährstoffe liefern die folgende Energiewerte:

- 1 g Kohlenhydrate 4 kcal
- 1 g Eiweiß 4 kcal
- 1 g Alkohol 7 kcal
- 1 g Fett 9 kcal

Daneben enthalten Lebensmittel auch energiefreie Nährstoffe wie Wasser, Ballaststoffe, Vitamine, Mineralien und Spurenelemente. Ist die tägliche Energieaufnahme über längere Zeit höher als der tägliche Energieverbrauch, so führt dies zu Gewichtszunahme. Umgekehrt führt eine negative Bilanz von Energieaufnahme und -verbrauch zu Gewichtsreduktion.

Dies bedeutet allerdings nicht dass allein die Anzahl der verzehrten Kalorien für die Gewichtszu- oder -abnahme verantwortlich. Auch die Qualität und Zusammensetzung der Nahrungsmittel die wir zu uns nehmen ist wichtig. In diesem Zusammenhang werden wir weiter unten die negativen Auswirkungen eines zu hohen Verzehrs an Kohlenhydraten besprechen.

Low Carb: Was steckt hinter der Diät?

Die Theorie hinter der Low carb Diät beruht auf der Tatsache, dass der Körper bei einer kohlenhydratarmen Diät mehr Fett aus der Nahrung verbrennt. Denn werden die Kohlenhydrate weit genug reduziert, stellt sich der Körper auf ein „**Notfallprogramm**" um - der sogenannten Ketose - bei der er sich an den Fettreserven bedient, um seinen Energiebedarf zu decken.

Und tatsächlich: Untersuchungen und Erfahrungen zeigen, dass sich mit Low carb schnell abnehmen lässt. Sogar schneller als mit einer fettarmen Diät: Nach einem halben Jahr nehmen laut Studien Personen, die weniger Kohlenhydrate (also Low carb) essen, im Schnitt schneller ab als diejenigen, die weniger Fett essen, um abzunehmen. Allerdings holen diejenigen, die sich nach der fettarmen Diät ernähren, nach einiger Zeit auf. Nach einem Jahr haben beide Gruppen gleich viel Gewicht verloren, in einigen Studien bleibt der (geringere) Vorteil auch nach einem Jahr erhalten. Man kann also mit Low carb und mit einer fettarmen Diät erfolgreich abnehmen mit der einen nur ein bisschen schneller als mit der anderen.

Wie funktioniert Low carb (LCHF)?

Kurz und knapp: Wir wechseln den Anbieter. Statt Kohlenhydrate werden nun hochwertige Fette als Hauptenergiequelle genommen. Alle Kohlenhydrate haben den großen Nachteil, dass sie im Verdauungstrakt zu einfachen Zuckerarten gespalten werden, bevor sie durch den Darm ins Blut gelangen. Dadurch erhöht sich der Blutzucker und die Insulinproduktion steigt, um den Blutzucker auf einem normalen Niveau zu halten. Je mehr Insulin wir im Körper haben, umso mehr wird die Fettverbrennung verhindert und der Energieüberschuss wird in den Fettzellen eingelagert. Enthält unsere Ernährung nur wenig Kohlenhydrate, bleibt auch unser Insulinwert konstant niedrig. So wird unser Körper gezwungen, auf Fettverbrennung umzustellen. Das Fett aus dem Fettgewebe wird freigesetzt und die Fettverbrennung bekommt einen weiteren Schub. So können wir unsere durch Kohlenhydrate entstandenen Fettpolster wieder loswerden. Besonders das als gefährlich geltende Fett am Bauch.

Wieviel Kohlenhydrate darf ich essen?

Low carb und LCHF (Low Carb High Fat) unterscheidet vier Formen:

1. Striktes LCHF

Die Menge der Kohlenhydrate wird auf 10 Gramm täglich begrenzt. Diese Menge ist optimal bei starkem Übergewicht oder Erkrankungen wie Diabetes.

2. Normales LCHF

Die Menge der Kohlenhydrate wird auf 25 Gramm täglich begrenzt. Diese Menge ist optimal bei leichtem Übergewicht und zur Prophylaxe von Erkrankungen.

3. Liberales LCHF

Die Menge der Kohlenhydrate wird auf 50 Gramm täglich begrenzt. Diese Menge ist optimal bei Normalgewicht und zur Prophylaxe von Erkrankungen.

4. Low carb

Die Menge der Kohlenhydrate wird auf 100 Gramm täglich begrenzt. Diese Menge ist optimal, wenn Sie Ihr Gewicht halten, gesund sind und bleiben wollen.

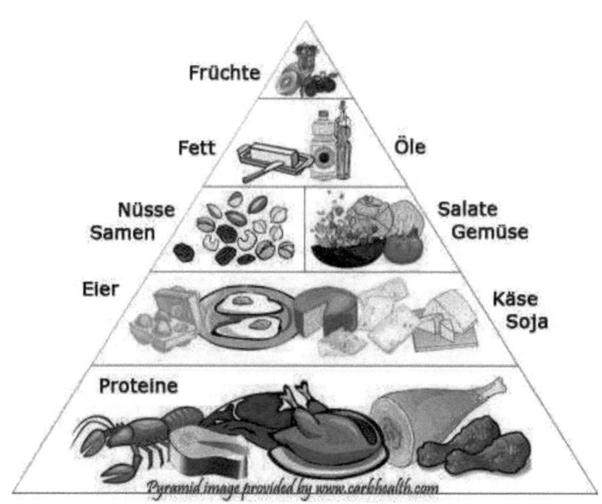

Häufige Fehler im Zusammenhang mit LowCarb

1. Zu wenig Gemüse

Mindestens 12-15g der täglichen KHs (Low carb = unter 100g KH, Keto = individuell unter 20g-50g KH, Ultra Low carb = unter 20g KH) sollten aus Gemüse kommen. Umgerechnet sind das z.B. drei große Hände grüner Salat und zwei Handvoll gekochtes stärkearmes Gemüse.

2. Zu wenig Trinken

Je höher das Gewicht bzw. je aktiver man ist, desto mehr Flüssigkeit braucht der Körper. (Wasser, Tee, Kaffee etc.) Trinkt man zu wenig, lagert der Körper sogar Wasser ein.

3. Zu wenig Salz

Salz hilft gegen die typischen Anzeichen bei der Umstellung - Kopfschmerzen, Schwächegefühl, Müdigkeit. (Ausnahme Bluthochdruck). Low carb bedeutet einen niedrigen Insulinspiegel, Insulin ist aber auch dafür verantwortlich, die Menge des gespeicherten Salzes zu regulieren. Salz wird für viele Funktionen des Körpers benötigt, zu wenig und man fühlt sich krank. Eine gute Quelle ist selbstgemachte Brühe und/oder Ursalz.

4. Zu wenig Protein

Protein sättigt und ist nötig zum Muskelerhalt. Die Faustregel liegt aktuell zwischen 0,8 - 1,2g pro kg Körpergewicht. Wer Sport treibt, insbesondere Kraftsport sollte eher etwas mehr zu sich nehmen. Wir empfehlen 1g pro kg Normalgewicht (Körpergröße – 100).

5. Zu viel Protein

Isst man mehr Protein als der Körper braucht, wird dieses überschüssige Protein in Glucose verwandelt und auch dementsprechend verstoffwechselt. Je restriktiver die Einschränkung der KHs, umso störender fallen diese ins Gewicht, zum Beispiel bei der ketogenen Ernährung. Dabei gilt 2g Protein zu viel werden wie 1g KH verstoffwechselt.

6. Zu wenig Fett

Der Körper braucht zusätzliches Fett von außen um die Verbrennung von Körperfett anzuregen. Snacks für zwischendurch sollten immer mit Fett oder Protein kombiniert werden wie z.B. Gemüse-Sticks mit Quark, Gurke mit Käse etc.

7. Zu viele verborgene KHs

Kalorienreduziert bedeutet in der Regel nicht unbedingt gesünder. Meist werden die ersparten Fettkalorien sogar durch KHs ersetzt. Also - zumindest bei neuen Produkten - immer brav das Etikett lesen.

8. Zu viel Obst

Auch wenn etliche Obstsorten unter den 10g KH pro 100g liegen sollte nicht zu viel Obst konsumiert werden. Es macht nicht richtig satt und summiert sich ziemlich schnell auf. Zehn Mandarinen mit 10g KH/100g haben auch 100g KHs in Summe.

9. Sklave der Waage

Einmal wöchentlich wiegen reicht. Gewichtsschwankungen von bis 1-2kg pro Tag bzw. sogar über den Tag sind völlig normal. Je nachdem was man gegessen und getrunken hat bzw. als Frau auch in welcher Phase man sich im Hormonzyklus befindet. Wenn man Sport macht, kann das Gewicht bleiben - aber die Körperzusammensetzung ändert sich - sprich die Waage zeigt dasselbe an, trotzdem ist man schlanker und gesünder.

10. Permanenter Wechsel zwischen Carb und LowCarb

LowCarb ist ein Langzeitkonzept, eine Lebenseinstellung und ja, auch eine erfolgreiche Diät Form. Aber gerade für letzteres braucht es Konsequenz, sonst wandert die Waage genauso schnell wieder nach oben. Einmal ist keinmal, Ausrutscher oder gezieltes Genießen - kennt jeder. Aber nicht immer bzw. immer öfter.

Rezepte

Low- Carb- Pizza (Grundrezept Käsefladen)

- 1 Ei
- 1 Esslöffel Quark (30% Fett)
- 100g geriebener Käse
- 3 Esslöffel Tomatensoße

Gewürze und Belag nach Belieben.
Den Backofen auf 180Grad Ober-/ Unterhitze vorheizen
Den Quark, das Ei und den geriebenen Käse vermischen und nach Bedarf würzen.
Den "Teig" auf dem Backblech verteilen.

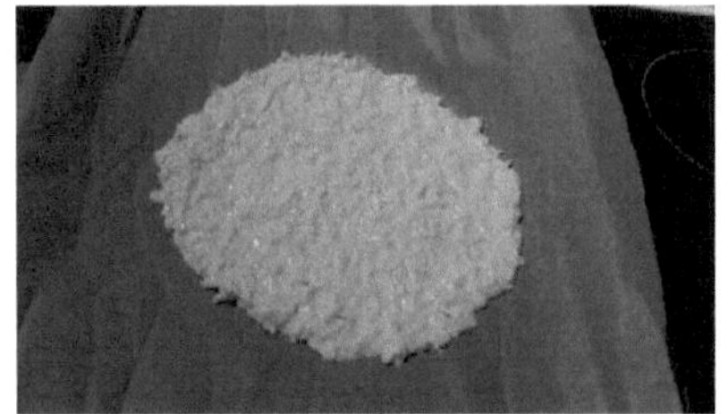

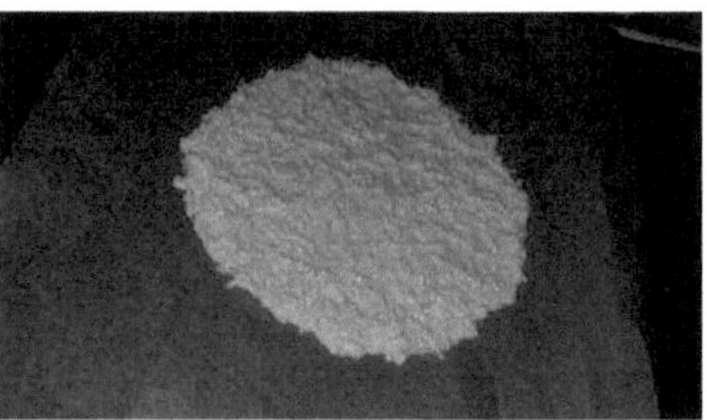

Nun 10min im Backofen garen. Nach Belieben belegen und nochmals im Backofen garen bis der obere Käse goldbraun wird.

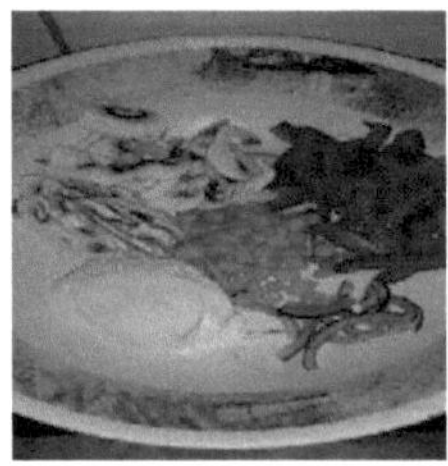

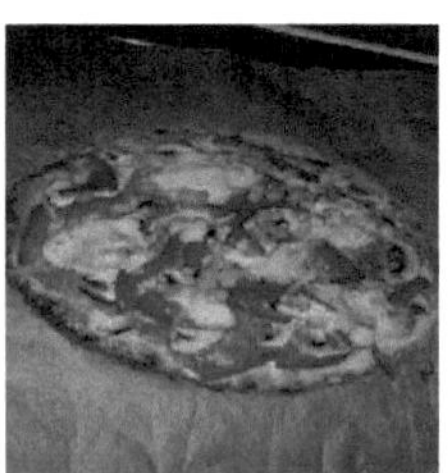

Vielen Dank an **„Lena Schmidt“** die diese Bilder gemacht hat und dieses Rezept getestet hat.

Gefüllte Tomate mit Thunfisch

Sie brauchen für eine Portion:

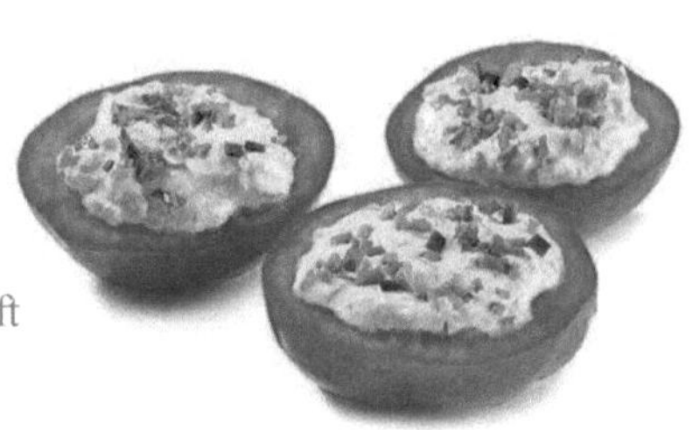

- 2 reife Tomaten
- 50 g Zucchini
- 1 kleine Dose Thunfisch im eigenen Saft
- 1 kleine Knoblauchzehe
- 1 EL saure Sahne
- 1 EL gehackte Petersilie
- 1 TL Zitronensaft sowie Salz und Pfeffer

Waschen Sie die Tomaten und schneiden Sie einen flachen Deckel ab. Dann höhlen Sie die Tomate aus. Würfeln Sie die Zucchini klein, zerkleinern (Streifen/Würfel) Sie den Tunfisch, vermischen Sie beides. Drücken Sie dann den Knoblauch dazu, fügen Sie saure Sahne und Petersilie hinzu. Schmecken Sie mit Zitronensaft, Salz und Pfeffer ab. Füllen Sie die Masse in die Tomaten – fertig! Dazu schmeckt eine Scheibe Vollkornbrot.

Avocado und Tomate mit Räucherlachs

Sie brauchen für eine Portion:

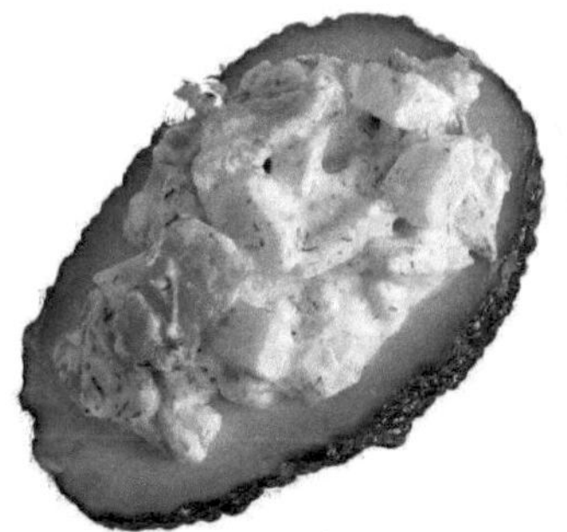

- eine halbe reife Avocado
- 3 kleine Strauchtomaten
- 1 EL Limettensaft
- 1 EL Olivenöl
- 1 bis 2 Spritzer Tabascosoße
- schwarzen Pfeffer
- 50 g Räucherlachs sowie Salz

Entsteinen und schälen Sie die Avocado. Schneiden Sie das Fruchtfleisch in dünne Scheiben. Waschen Sie die Tomaten und schneiden Sie sie in Spalten. Richten Sie die Avocado-Scheiben und Tomatenspalten auf einem Teller an. Vermengen Sie Olivenöl und Limettensaft mit dem Salz, schmecken Sie mit Tabasco ab. Geben Sie die Marinade über das Gemüse. Zupfen Sie den Lachs in Stücke und legen Sie ihn obenauf. Dazu schmeckt Pumpernickel.

Apfel-Hirse-Brei

Sie brauchen für eine Portion:

- 40 g Hirse
- 1 kleiner Apfel
- 1 EL Haselnüsse
- 1 TL Honig
- 100 g Dickmilch oder Jogurt
- Zimt und unbehandelte Zitronenschale, gerieben

Spülen Sie die Hirse heiß ab, kochen Sie 125 ml Wasser auf und geben Sie die Hirse hinein. Lassen Sie sie bei schwacher Hitze kochen und dann noch 10 Minuten quellen. Waschen Sie den Apfel, entkernen und vierteln Sie ihn. Gut 2/3 des Apfels raspeln Sie und hacken dann die Nüsse. Rühren Sie Honig, Zitronenschale, Nüsse und die Apfelraspeln unter die Hirse. Geben Sie die Dickmilch darüber, verzieren Sie den Brei mit den Apfelspalten und bestäuben Sie das Ganze mit Zimt.

TIPP: Alternativ zum Apfel können Sie auch anderes festes Obst wählen, das Sie raspeln können.

Sprossenrührei

Sie brauchen für eine Portion:

- 2 Eier
- 1 TL Sojasoße
- 1 TL Zitronensaft
- 2 bis 3 Tropfen Sesamöl
- 50 g Sprossen, z. B. Linsen, Mungo Bohnen oder Weizenkeime
- 1 Frühlingszwiebel
- 1 TL Erdnussöl
- 2 Blätter Kopfsalat
- 3 Zweige Koriander

Verrühren Sie die Eier mit Sojasoße, Zitronensaft und Sesamöl. Waschen Sie die Sprossen. Schneiden Sie die Zwiebeln in feine Ringe und rühren Sie alles unter die Eier. Nun erhitzen Sie das Öl in einer beschichteten Pfanne. Geben Sie die Eiermasse hinein und lassen Sie sie bei mittlerer Hitze cremig stocken. Waschen Sie die Salatblätter, legen Sie sie auf einen Teller, geben Sie das Ei darüber und bestreuen Sie es mit Koriander.

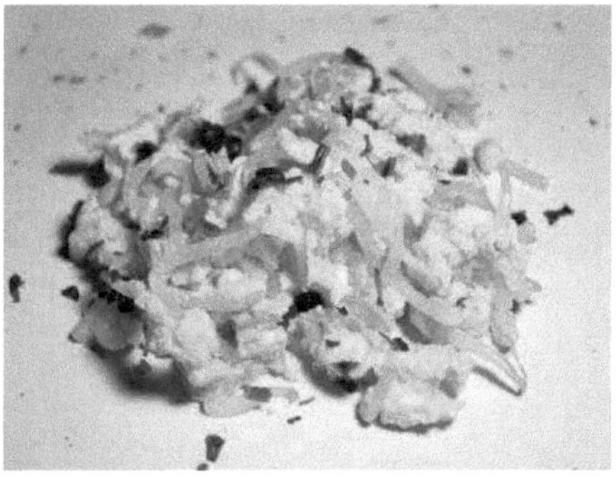

vegetarische/vegane kohlenhydratarme Leckereien

(mitunter auch Low carb)

vegetarische Tomate-Mozarella schnitzelchen in Pesto Marinade

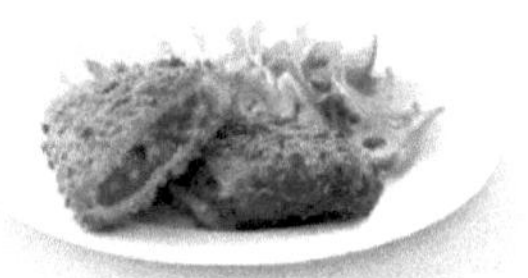

- 500 g Mehl
- 300 ml Wasser
- Wasser zum auswaschen des Mehls
- starke Gemüsebrühe
- 4 El Pesto verde
- 1 El Joghurt
- ½ Tomate in Scheiben
- ½ Mozzarella in Scheiben

Für den seitan einen glatten Teig aus Mehl und Wasser kneten, mit lauwarmen Wasser bedecken und mindestens eine halbe Stunde ruhen lassen. Dann vorsichtig unter dem Wasser kneten, durch ein feinmaschiges sieb ausgießen und unter leicht fließendem Wasser oder in einer Schüssel die Stärke auswaschen

(es gibt sehr gute Anleitungen im Internet, ich kann aber auch gerne mal gesondert erklären, wie man seit an macht, wird hier sonst zu lang).

Anschließend nach dem waschen in 2 Teile teilen, für eine halbe Stunde in der Gemüsebrühe köcheln lassen. abtropfen lassen. Pesto mit Joghurt mischen, schnitzelchen darin über Nacht im Kühlschrank marinieren lassen. Zum Zubereiten mit Tomatenscheiben und Mozzarella belegen, aus Alufolien Päckchen machen und diese bei 175°C für 15-20 min in den Ofen.

Zucchinischiffchen mit Tomate-Feta-Füllung

- 1 Zucchini, längs halbiert und Kerne ausgekratzt
- 2 El Tomatenmark
- 6 Oliven
- 1 Tl kapern
- ½ Tomate
- 1/3 Feta
- 1 Knoblauchzehe
- Salz, Pfeffer, Chiliflocken

Alles bis auf die Zucchini mit dem Pürierstab zerkleinern, Zucchini damit füllen, bei 175°C für 10-15 min in den Ofen.

Tomaten – Avocado – Mozzarella Salat

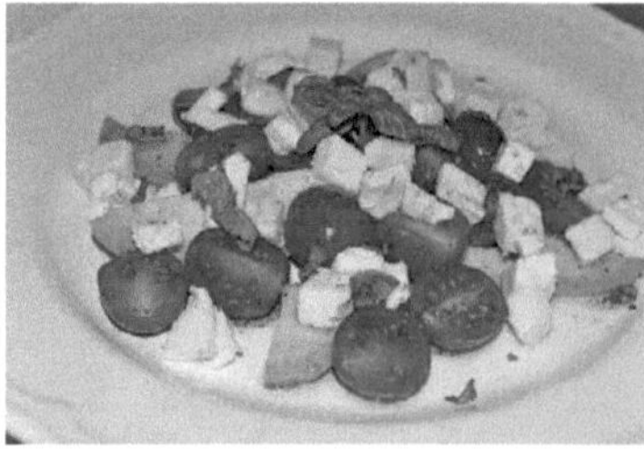

- 2 Tomaten
- 1 reife Avocado
- ½ Mozzarella
- Olivenöl
- 1 Spritzer Zitronensaft
- weißer Balsamicoessig
- Salz, Pfeffer, Chiliflocken
- Tomate, Avocado & Mozzarella würfeln und mit Olivenöl, Essig und Gewürzen abschmecken.

panierter Feta - low carb

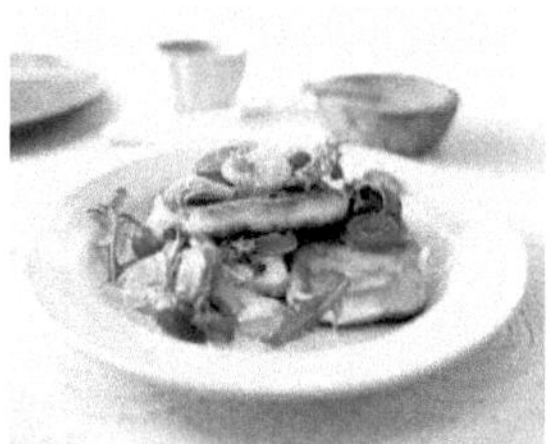

- 1 Feta
- 2-3 EL gemahlene Mandeln
- 1 TL italienische Gewürzmischung (oder andere, je nach Geschmack)
- 1 Ei

Feta halbieren, Ei auf einem Teller verquirlen, Mandeln mit Gewürzen vermengen. Feta in Ei wenden, direkt danach in der Mandel Mischung panieren und bei mittlerer Hitze in einer leicht geölten Pfanne

(eventuell kommt ihr auch ohne Öl aus, wenn ihr eine gute Pfanne habt)

von beiden Seiten goldbraun anbraten. schmeckt gut zu Salat oder als Beilage.

Low carb Gemüselasagne mit Tofu-Hack und mehlfreier "Mehl" schwitze

für die Lasagne-platten:

1 Knollen Sellerie, geschält und in eine rechteckige Form gebracht

(Reste lassen sich prima zu Pommes verarbeiten und einfrieren)

dünne (!) scheiben schneiden und kurz in kochendem Salzwasser vorgaren. Mit Küchenrolle trocken tupfen und auf die Seite stellen.

für die Gemüsesoße:

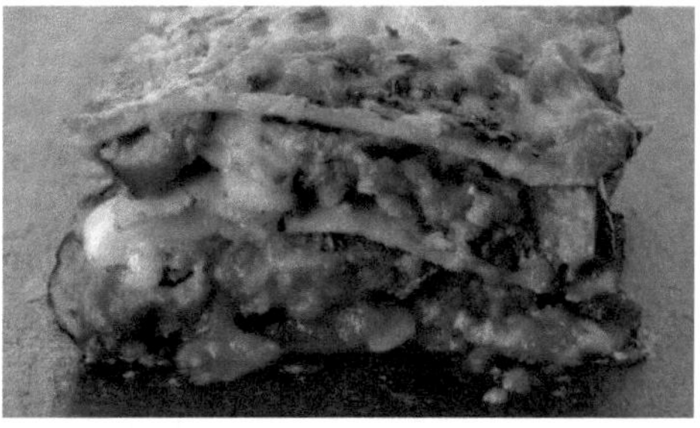

- 1 Paprika
- 1 Aubergine
- 1 Zucchini
- 1 Stange Porree
- Oliven
- Kapern
- 1 dose gehackte Tomaten
- sriracha soße (wer's lieber mild will, lässt sie weg), kann auch mit anderen chilisoßen ersetzt werden
- 1 Schuss Rotwein
- 1 Schuss Balsamico
- Salz, Pfeffer, ital. Gewürzmischung

Paprika, Aubergine, Zucchini, Porree klein schneiden, in einem Topf mit ein wenig Olivenöl andünsten (rühren nicht vergessen), wenn alles fast gar ist, alle weiteren Zutaten hinzufügen und mit einem Pürierstab grob pürieren.

für den Tofu hack:

- 1 Tofu (z.B Aldi)
- 2 Zehen Knobi
- 1 Zwiebel
- Gewürze nach Wahl (z.B Döner Gewürz oder paff allkryddar oder eigene Mischung)

Zwiebel und Knobi fein hacken, in einer Pfanne glasig anbraten, dann Tofu mit der Hand in die Pfanne bröseln. Kräftig mit Salz, Pfeffer und Döner Gewürz (oder welches Gewürz man gerne hätte) würzen.

für die "**Mehl**" schwitze:

- 200g Frischkäse
- Milch
- Brühpulver, Muskat, Zitronensaft, Pfeffer

Frischkäse mit Milch verrühren bis eine Soße entsteht. Mit Gemüsebrühpulver, Muskat, einem Spritzer Zitrone und Pfeffer abschmecken. Wer's extra-käsig mag, kann auch ein bisschen geriebenen Käse darin auflösen.

In einer Ofen form zuerst eine Schicht Sellerie, dann gemüsesoße, Tofu-hack, Mehlschwitze, wieder Sellerie usw. mit Käse bestreuen und bei 175°C für 20-25 Minuten überbacken.

Sellerie-Pommes mit gebackenem Camembert und Sriracha-Aioli

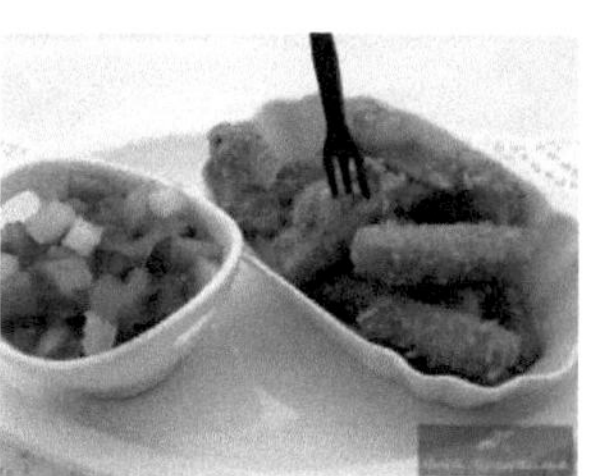

- 1/2 Knollen Sellerie in Sifte geschnitten (z.B Reste von Lasagne)
- 2 EL Olivenöl
- Knoblauchpulver, Paprika scharf, Pfeffer, Salz
- Camembert
- 1 EL Mayo
- 1 EL Joghurt
- 1-2 Knoblauchzehen
- sriracha soße

Selleriestifte in Öl und Gewürzen schwenken, bis sie schön umhüllt sind. bei 175°C backen bis die Pommes schön goldbraun sind. Zwischendurch wenden.

Kurz bevor die Pommes fertig sind, den Camembert in den Ofen legen und warm werden lassen. für das Aioli Joghurt und Mayo verrühren, Knoblauch reinpressen, mit sriracha und ggfs. Pfeffer abschmecken.

Für das Aioli Joghurt und Mayo verrühren, Knoblauch reibpressen, mit siracha und ggfs. Pfeffer abschmecken.

Gefüllte Paprika mit Tofu-Füllung

- 2 Paprika (Farbe nach eigenem Gusto)
- 1 Tofu (z.B Aldi)
- 4-5 Oliven, gehackt
- 1-2 Tl kapern, gehackt
- 1 Zwiebel, fein gewürfelt
- 1 Zehe Knoblauch, fein gehackt
- 2-3 EL Tomatenmark
- Salz, Pfeffer, ital. Kräutermischung, Paprika Pulver scharf, ...

Den grünen "**Knauf**" der Paprika ausschneiden und alle Kerne, das weiße Fleisch vorsichtig ausschaben.

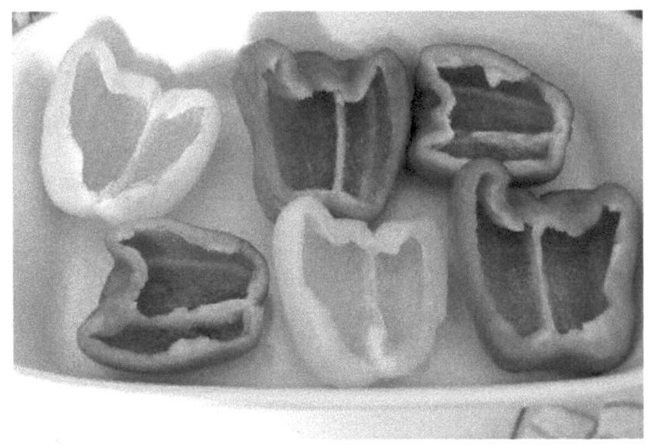

In einer Pfanne Zwiebel und Knoblauch glasig anbraten, Tofu mit den Händen reinbröseln und scharf anbraten. Kräftig würzen. Kapern, Oliven und Tomatenmark dazu, verrühren und in die Paprika füllen.

Wenn man eine Ofenform ohne Deckel hat, den Paprikadeckel zum Backen wieder drauflegen, ansonsten braucht man ihn nicht mehr. Bei 175°C für 15-20 Minuten backen. Dazu passt sehr gut ein Salat.

Vegetarische- Vegane Ernährung und Krebs - Vegane Ernährung schützt

Eine vegane Ernährung, die auf Obst und Gemüse, gefolgt von Getreide, Hülsenfrüchten sowie Nüssen und Samen basiert, liefert dem Körper alle wichtigen Nährstoffe, um Krebszellen das Leben schwer zu machen. Viele Forschungsergebnisse weisen auf diese Zusammenhänge hin. Bereits seit Jahren ist das auch die Position der American Academy for Nutrition and Dietetics (ehem. ADA), der größten Vereinigung von Ernährungswissenschaftler*innen (1). Eine der neuesten Studien, vom November 2012, kommt zu dem Schluss, dass vegetarische Ernährungsformen im Allgemeinen mit einem niedrigeren Krebsrisiko verbunden sind. Die vegane Ernährung liefert jedoch eine noch größere allgemeine Schutzwirkung gegen Krebs. Noch spezifischer zeigt sich das bei den weiblichen Krebsarten, also Brustkrebs, Gebärmutter(hals)krebs etc. Ausgewertet wurden die Daten von fast 70.000 Menschen (2). Besonders interessant ist hierbei auch die schützende Rolle von Sojaprodukten, die in der pflanzenbasierten Ernährung häufiger verzehrt werden. Pflanzliche Phytohormone, die teilweise östrogenähnliche Strukturen aufweisen, helfen, den Hormonhaushalt auszugleichen. Anscheinend blockieren sie die Bindungsstellen des Östrogens. Dies könnte die Erklärung dafür sein, warum die vegane Ernährungsweise einen noch intensiveren Schutz bei den weiblichen Krebsarten aufweist. Das Wachstum vieler weiblicher Tumore wird durch Östrogen gefördert, weshalb von der Schulmedizin Patientinnen mit Brustkrebs teilweise sogar empfohlen werden, sich mittels Medikamenten künstlich in die Wechseljahre versetzen zu lassen.

Bereits 1 Tasse Sojamilch am Tag senkt das Risiko für Brustkrebs um bis zu 30%

Zu diesem Ergebnis kamen Wissenschaftler im Jahr 2008 als sie in einer Meta-Analyse den Konsum von Sojaprodukten wie Sojamilch und Tofu in asiatischen Ländern im Vergleich zu denen in westlichen Ländern setzten und mit den Brustkrebsraten verglichen. Die Studie zeigte jedoch auch, dass das Soja seine schützenden Eigenschaften nur entfalten kann, wenn es im Rahmen einer pflanzenbasierten Ernährung verzehrt wird (3).

Eisen aus Fleisch ist eine Gefahr

Gleich vier Studien beschäftigten sich in den Jahren 2009 und 2010 mit den Auswirkungen des Eisens, das in Tier Blut vorkommt und konnten einen Zusammenhang mit Krebs nachweisen. Insbesondere Darmkrebs, Bauchspeicheldrüsenkrebs aber auch Gebärmutterkrebs werden hiervon negativ beeinflusst. Unser Körper kontrolliert die Aufnahme von pflanzlichem Eisen und verhindert so, dass zu viel Eisen in den Körper gelangt. Beim sogenannten Häm-Eisen besteht ein anderer Transportmechanismus und deshalb gelangt das Eisen in unkontrollierbaren Mengen in den Körper. Dadurch entstehen zellschädigende freie Radikale. Darüber hinaus kann dieses Eisen die DNA der Zellen schädigen und das Zellwachstum von Tumoren stärken, so die Ergebnisse verschiedener wissenschaftlicher Forschungen. Gerade bei Gebärmutterkrebs wurde eine direkte Verringerung des Risikos durch die Senkung des Eisenspiegels nachgewiesen. (4-7)

Schon drei Eier pro Woche sind riskant

Prostatakrebs ist nach Darm- und Lungenkrebs die dritthäufigste tödliche Krebserkrankung. Rotes Fleisch, Geflügel und Eier tragen alle zur Erhöhung des Risikos bei. Die Forscher berechneten ebenfalls, dass schon weniger als drei Eier pro Woche das Risiko für die tödliche Variante von Prostatakrebs um 81% erhöht. (8) Den größten Schutz bietet eine fettarme vegane Ernährung. Das zeigten Wissenschaftler unter Führung von Dean Ornish, der in Deutschland besonders als einer der beiden Ärzte von Bill Clinton bekannt ist. Eine Überprüfung der Ergebnisse, die zwei Jahre später durchgeführt wurde, bestätigte die positive Wirkung der veganen Ernährung.

Die Milch macht's

Verschiedene Hormone in Milch werden mit der Entstehung von Krebs in Zusammenhang gebracht. Darunter befindet sich IGF-1, das insulin-ähnliche Wachstumshormon, dessen Struktur in unserem Körper mit dem des IGF aus Milch identisch ist. Milchprodukte erhöhen den körpereigenen IGF-Spiegel und fördern so das Wachstum von Hormonen (9-10).Umgekehrt belegten Wissenschaftler einen Schutz vor Prostatakrebs, wenn auf Milchprodukte verzichtet wird (10). Ein weiteres Hormon, das in Milchprodukten enthalten ist, ist Östrogen, das wiederum verstärkt mit der Förderung von Brust- und Gebärmutterkrebs in Verbindung steht (s.o.). In der modernen Milchproduktion werden Kühe ständig neu besamt und der größte Teil der Milch im Handel stammt von schwangeren Kühen. Je nach dem Stadium dieser Schwangerschaft, kann der Östrogengehalt in der Milch das 33-fache erreichen, verglichen mit der Milch einer nicht schwangeren Kuh (11).

Die Ernährung schaltet Gene ein und aus

Zellwachstum und Zellteilung werden im Körper genauestens kontrolliert. Es gibt sowohl Gene, die das Wachstum von Zellen fördern, als auch "**bremsende**" Prozesse, die kontrollieren, ob sich die Zelle noch normal verhält oder sich zu einer Krebszelle entwickelt. Durch Genmutation oder Einwirkung bestimmter körpereigener oder fremder Stoffe (z.B. Hormone) kann dieses System aus dem Gleichgewicht geraten und Krebs entstehen. Die zugehörigen Gene sind wie Schalter, die sich in Richtung Krankheit oder Gesundheit umlegen lassen. Im Rahmen der Forschungen zu Prostatakrebs wurde auch die sogenannte Genexpression bei einer Umstellung auf eine vegane fettarme Ernährung untersucht. Die Forscher konnten über 500 Veränderungen nachweisen, darunter an den "**Schaltern**", die die Entstehung von Tumorzellen begünstigen und die Tumorzellen mit Eiweiß versorgen, also das Wachstum fördern. Sie hatten sich drei Monate nach der Ernährungsumstellung in Richtung Gesundheit verändert (12). Grundsätzlich gilt: Unser genetisches Erbe birgt die Möglichkeit, dass wir bestimmte Krebserkrankungen entwickeln. Damit dies tatsächlich geschieht, muss ein Auslöser für ein Umlegen des genetischen Schalters oder eine Mutation des Gens erfolgen. Die vegane Ernährung ist ein Trumpf auf unserer Seite.

Erste Erfolge schon nach wenigen Wochen

Eine konsequente Umstellung der Ernährung zeigt schon nach 2-4 Wochen erste Erfolge. Spätestens nach drei Monaten sind die Veränderungen im Labor nachweisbar. Blutuntersuchungen ergaben die rasche Senkung der IGF-1 Konzentration, aber auch andere Biomarker wie z.B. der PSA-Wert (erhöht bei Prostatakrebs) sanken schnell. Neben den positiven Auswirkungen auf das Krebsrisiko beginnen gleichzeitig die Cholesterinwerte und allgemeinen Blutfette zu sinken und auch der Blutzucker wird positiv beeinflusst. Die vegane Ernährung erlaubt es also, gleich allen Risiken für chronische Erkrankungen positiv zu begegnen.

Immer mehr positive Erfahrungsberichte

Zusätzlich zu all den wissenschaftlichen Studien verfügen wir inzwischen über viele Erfahrungswerte von Ernährungstherapeuten, die eine fettarme, vegane Ernährung zur Behandlung chronischer Krankheiten und Krebs einsetzen. Eine interessante Dokumentation hierzu bietet der Film '**Gabel statt Skalpell**'.

(Diesen Film zeigen wir von Zeit zu Zeit in unseren Gruppen als Film & Food Event. Schauen Sie doch mal in unseren Veranstaltungskalender, links oben auf dieser Seite. Oder abonnieren Sie gleich unseren Newsletter.)

Quelle: http://vegane-lebensweise.org/gesundheit/krebs/

(1) "Es ist die Position der American Dietetic Association, dass eine gut geplante, vegetarische Ernährung, einschließlich der konsequent vegetarischen oder veganen Ernährung, gesund ist, dass sie alle Nährstoffe angemessen zuführt und dass sie sogar gesundheitliche Vorteile in der Prävention und der Behandlung bestimmter Erkrankungen birgt. Gut geplante, vegetarische Ernährungsformen sind für Menschen jeden Alters und in jeder Situation geeignet, einschließlich Schwangerschaft, Stillzeit, Kindheit und Jugend sowie für Leistungssportler."

(2) Tanta mango-Bartley Y, Jaceldo-Siegl K, Fan J, Fraser G (2012) Vegetarian diets and the incidence of cancer in a low-risk population. Cancer Epid Biomark, Epub ahead of print.

(3) Wu AH, Yu MC, Tseng CC, Pike MC (2008) Epidemiology of soy exposures and breast cancer risk. Br J Cancer 98, 9.

(4) Ishikawa S, Tamaki S, Ohata M, Arihara K, Itoh M (2010) Heme induces DNA damage and hyper proliferation of colonic epithelial cells via hydrogen peroxide produced by heme oxygenase: A possibile mechanism of heme-induced colon cancer. Mol Nutr Food Res. 54, 1182.

(5) Cross AJ, Ferrucci LM, Risch A, Graubard BI, Ward MH, Park Y, Hollenbeck AR, Schatzkin A, Sinha R (2010) a large prospective study of meat consumption and colorectal cancer risk: An investigation of potential mechanisms underlying this association. Cancer Res 70,2406.

(6) Polesel J, Talamini R, Negri E, Bosetti C, Boz G, Lucenteforte E, Franceschi S, Serraino D, La Vecchia C (2009) Dietary habits and risk of pancreatic cancer: an Italian case-control study. Cancer Causes Control 21, 493.

(7) Kallianpur AR, Lee SA, Xu WH, Zheng W, GAO YT, Cai H, Ruan ZX, Xiang YB, Shu XO (2010) Dietary iron intake and risk of endometrial cancer: a population-based case-control study in Shanghai, China. Nutr Cancer 62, 40.

(8) Richman EL, Kenfield SA, Stampfer MJ, Giovannucci EL, Chan JM (2011) Egg, red meat, and poultry intake and risk of lethal prostate cancer in the prostate-specific antigen-era: incidence and survival. Cancer Prev Res (Phila) 4, 2110.

(9) Chaves J, Saif MW (2011) IGF system in cancer: from bench to clinic. Anticancer Drugs 22, 206.

(10) Melnik BC, John SM, Carrera-Bastos P, Cordain L (2012) the impact of cow's milk-mediated mTORC1-signaling in the initiation and progression of prostate cancer. Nutr Metab (Lond) 9, 74.

(11) Ganmaa D, Sato A (2005) the possible role of female sex hormones in milk from pregnant cows in the development of breast, ovarian and corpus uteri cancers. Med Hypotheses 65, 1028.

(12) OrnishD, Magbanua MJ, Weidner G, Weinberg V, Kemp C, Green C, Mattie MD, Marlin R, Simko J, Shinohara K, Haqq CM, Carroll PR (2008) Changes in prostate gene expression in men undergoing an intensive nutrition and lifestyle intervention. Proc Natl Acad Sci U S A 105, 8369.

Veganer werden: Leitfaden für Anfänger mit Tipps zur Ernährung

(ACHTUNG VEGAN IST SEHR JODHALTIG)

von: Michael Wichert

Du möchtest dich vegan ernähren?

Erfahre hier, wie du dich auch als Veganer gesund ernährst. Und wo es zu Mangelerscheinungen kommen kann. Gemüse und Obst bilden die Basis für gesunde und vegane Ernährung.

Du kannst es langsam angehen (das wird empfohlen) oder schnell. Letztendlich streichst du aber diese Lebensmittelgruppen komplett von deiner Liste:

- Fleisch
- Fisch
- Eier
- Milchprodukte
- Honig

Diese Lebensmittel musst du nicht von heute auf morgen aus deiner Küche verbannen. Besser ist es Woche für Woche neue vegane Lebensmittel auszuprobieren.

Und diese verdrängen dann mit der Zeit die nicht-veganen Lebensmittel von deiner Einkaufsliste. Bis du dich eines Tages komplett vegan ernährst.

Vegan ist jedoch nicht immer = gesund. Du könntest ja auch den ganzen Tag vegane Chips essen.

Für eine **GESUNDE** vegane Ernährung gibt es daher eine Ernährungspyramide. Diese ist speziell auf Veganer zugeschnitten und sieht so aus…

Ernährungspyramide ohne Fleisch & Fisch

Getränke sind die Basis der **Pyramide**… eigentlich nur ein Getränk, nämlich **Wasser**. Täglich solltest du ca. 2,5 Liter Wasser zu dir nehmen. Das ist zum einen Wasser in Form von Leitungswasser, Mineralwasser oder Tee. Aber auch die Flüssigkeit in Gemüse und Obst zählt dazu.

Als Veganer ist es gut kalziumhaltiges Mineralwasser zu trinken.

Ebene 1: Gemüse und Obst

Die unterste Ebene der Pyramide beginnt mit Obst und Gemüse. Mindestens 300 Gramm Obst je Tag sind gut. Das Obst ist eine ideale Quelle für Mineralstoffe, Vitamine und Ballaststoffe. Dann noch Gemüse, von dem man eine höhere Menge empfiehlt, auf jeden Fall mindestens 400 Gramm je Tag. Im Idealfall isst du jeden Tag verschiedene Gemüsesorten . . . rotes, orangenes und gelbes Gemüse. Und dann auch Blattgemüse und Salat.

Auf der nächsten Stufe dann…

Ebene 2: Getreide und Kartoffeln

Von diesen Lebensmitteln kannst du 2 bis 3 Mahlzeiten am Tag abdecken.

Dazu gehören:

- Getreideprodukte
- Vollkornbackwaren
- Kartoffeln (normal, aber auch Süßkartoffeln)
- brauner Reis

Auf der nächsten Ebene eiweißreiche Lebensmittel…

Ebene 3: Hülsenfrüchte und Nüsse

Mit diesen Lebensmitteln deckst du deinen täglichen Bedarf an Eiweiß ab.

Zu den Hülsenfrüchten gehören:

- Linsen
- Bohnen
- Kichererbsen
- Erbsen

Dann auch noch Nüsse und Samen, wegen dem hohen Fettgehalt nur 30 bis 60 Gramm pro Tag. Also ca. eine Handvoll.

Nüsse enthalten viele Mineralstoffe und auch essentielle Fettsäuren. Generell gilt für Fett jedoch...

Ebene 4: Öle und Fette

Du solltest mit zusätzlichen Fetten und Ölen sparsam umgehen. Heißt also maximal 2 bis 4 Esslöffel Öl je Tag. Empfehlenswert ist bei Ölen das Leinsamenöl oder Rapsöl, wegen dem günstigen Omega 3 / Omega 6 Verhältnis.

Völlig abzuraten ist von Sonnenblumenöl, weil in diesem das Omega Verhältnis extrem einseitig ist.

Omega 3 Öle
· Ω 3 Plus Öl
· Leinöl
· Chiaöl
· Hanföl
Bio
Hanföl
Ω-3-Plus

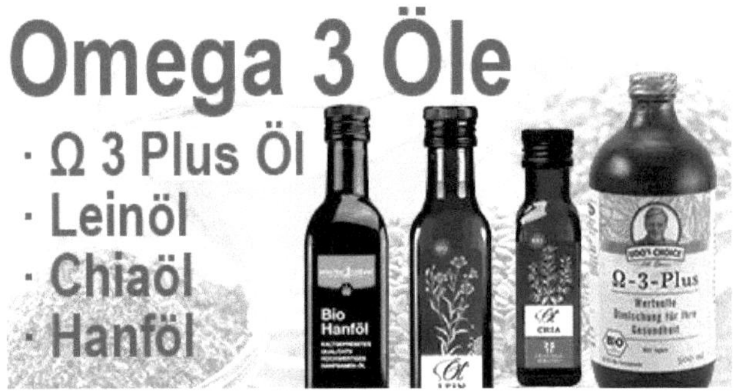

Ebene 5: Snacks

Insofern keine notwendige Ebene. An der Spitze der Pyramide stehend zeigt es, damit solltest du sehr sparsam umgehen. Bei Einhaltung dieser Ernährungspyramide für Veganer kannst du dich gesund ernähren.

Bei den genannten Mengen nimmst du ca. 1.800 kCal am Tag zu dir. Wenn du Sport treibst, kannst du es anpassen. Aber bekommst du dann wirklich genug Eiweiß? Oder kann es da zu Mangel kommen? Gerade Sportler haben da ja Bedenken.

Zu Eiweiß also so viel…

Was für Veganer beim Eiweiß wichtig ist

Eine gute Eiweißquelle sind Hülsenfrüchte. Kidneybohnen enthalten bspw. 7,5 Gramm Eiweiß je 100 Gramm. Unser Körper benötigt Eiweiß als Baustoff, denn jede Zelle besteht daraus. 10% deines Gehirns bestehen aus Eiweiß, sogar 20% von deinem Herz.

Abgesehen davon ist es für den Muskelaufbau, für die Regeneration, Verdauung & Stoffwechsel wichtig. Selbst für die Produktion von Antikörpern und somit für dein Immunsystem. Nun ist es so: Dein Körper stellt 13 Aminosäuren (daraus besteht Eiweiß) selber her. Aber insgesamt benötigt man 22.

Die restlichen 9 musst du also mit der Nahrung aufnehmen. Daher empfiehlt man, täglich ca. 0,8 Gramm Eiweiß je kg Körpergewicht zu sich zu nehmen. Angenommen du wiegst 70kg, dann wären das also 56 Gramm Eiweiß täglich.

Für Sportler empfiehlt man 1,2 bis 1,7 Gramm je kg Körpergewicht täglich.

Doch woher nehmen, wenn man kein Fleisch mehr isst?

Gute pflanzliche Eiweißquellen

Es geht eben doch, auch ohne Fleisch und Milch den Eiweißbedarf zu decken. Sehr eiweißreich sind diese Lebensmittel (wie die Pyramide schon zeigte):

- Tofu
- Nüsse und Samen
- Hülsenfrüchte
- Vollkorn / Reis

Allerdings unterscheidet man bei der Qualität. Denn einige Lebensmittel enthalten **ALLE** essentiellen Aminosäuren, andere nur einen Teil. Daher nennt man die eine Gruppe vollständige Eiweißquellen. Dazu gehören:

- Quinoa
- Buchweizen
- Hanfsamen
- Chiasamen
- Sojaprodukte

Die andere Gruppe nennt man unvollständige Eiweißquellen. Da fehlen also ein paar Aminosäuren in ausreichender Menge. Bei:

- Nüssen
- Hülsenfrüchten
- Getreide
- Gemüse

Aber keine Sorge. Du kannst Lebensmittel über den Tag verteilt (oder bei einer Mahlzeit) kombinieren und somit stellen unvollständige Eiweißquellen kein Problem mehr dar.

Folgende Kombinationen passen gut:

- Reis und Bohnen
- Nudeln und Erdnusssauce
- Spinat und Mandeln als Salat

Mit diesen Tipps deckst du deinen Eiweißbedarf gut ab. Und der Anteil an Eiweiß an allen Kalorien sollte ca. 10 Prozent betragen. 30 bis 50 Prozent kann der Anteil von Fett sein. Aber dabei solltest du das hier beachten…

Die passenden Fette für Veganer

Leinsamen zeichnet ein günstiges Omega 3 zu Omega 6 - Verhältnis aus. Es beträgt ca. 4:1. Bei den Fetten ist das Verhältnis von Omega 6 zu Omega 3 wichtig. Empfehlenswert ist das Verhältnis 5:1 oder darunter. Also täglich ca. 7 Gramm Omega 6 zu ca. 1,4 Gramm Omega 3.

Jetzt das Problem: In der heutigen Ernährung nehmen wir viel zu viel Omega 6 zu uns. Gerade Veganer weichen am weitesten von dem empfohlenen Verhältnis ab, weil diese mehr Pflanzenöl konsumieren.

Beispielsweise Sonnenblumenöl (weil billig) mit einem Verhältnis von ca. 120:1! Sonnenblumenöl enthält nämlich je 100 Gramm… 63 Gramm Omega 6 und 0,5 Gramm Omega 3.

Daher solltest du diese Öle reduzieren:

- Sonnenblumenöl (wie angesprochen)
- Distelöl
- Maiskeimöl

Konsumiere stattdessen diese Öle (wenn schon Öl):

- Leinöl
- Hanföl
- Rapsöl

Noch besser 1 bis 2 Löffel Leinsamen geschrotet oder Hanfsamen zu einem Müsli. Auch Walnüsse (3 Nüsse am Tag reichen bereits) wirken sich günstig aus. Die Leinsamen solltest du aber selber „frisch" schroten, weil diese sonst oxidieren und Schaden anrichten können. Du kaufst also ganze Leinsamen, schrotest dir einen Wochenvorrat und lagerst diesen im Kühlschrank. Zum Braten eignet sich sehr gut Kokosfett, bei nicht zu hoher Hitze auch Olivenöl. Eine weitere gute Quelle für Fett sind Avocados, beispielsweise in einem Salat oder als Brotaufstrich. Insgesamt sollten Fette einen Anteil von 30 bis 35 Prozent an der Kalorienaufnahme **NICHT** überschreiten.

Den größten Teil Deiner Kalorien (mindestens 50 Prozent) solltest du mit Kohlenhydraten abdecken.

Kohlenhydrate als Treibstoff Deines Körpers

Als Sportler sogar noch mehr, denn Kohlenhydrate sind der Brennstoff Deines Körpers. Kohlenhydrate steigern jedenfalls Deine, sportliche Leistungen. Diese Lebensmittel liefern dir reichlich an Kohlenhydrate, ohne deshalb gleich dick zu machen:

- Reis
- Haferflocken
- generell Getreideprodukte
- Kartoffeln
- Hülsenfrüchte wie Bohnen, Linsen und Erbsen

Als angehender Veganer hast du jetzt die Basics in Deiner Ernährung abgedeckt. Nun gibt es einige Mikro-Nährstoffe, auf die du besonders als Veganer stärker achten solltest.

Beachtenswerte Mikro-Nährstoffe für Veganer

Bei den folgenden Vitaminen und Mineralstoffen **KANN** ein Mangel entstehen. Ein oder Zwei Nährstoffe solltest du sogar als Nahrungsergänzungsmittel zu dir nehmen.

Angefangen beim Vitamin B-12…

Vitamin B-12 als Ergänzung

Ja, pflanzliche Lebensmittel enthalten **KEIN** Vitamin B12. Und Dein Körper kann es auch nicht herstellen. Du **MUSST** es also unbedingt über ein Präparat zu dir nehmen. Als Richtwert gilt eine täglich Aufnahme von 1 bis 3 Mikrogramm.

Präparate gibt es mit verschiedenen Ausprägungen von Vitamin-12. Als Präparat empfiehlt man B-12 in der Variante des Methylcobalamin. Dieses ist in Tablettenform meist sehr hoch dosiert (bspw. 5.000 Mikrogramm), weil der Körper nur ca. 99% davon bei oraler Einnahme verwertet.

Dein Körper speichert Vitamin B-12 für viele Jahre in der Leber und verwertet es nach und nach sehr sparsam. Daher musst du es auch nicht täglich zu dir nehmen. Gerade als Veganer ist es zudem sinnvoll alle 3 bis 5 Jahre mal vom Arzt, seinen B-12 Pegel bestimmen zu lassen.

Wie sieht es nun mit Calcium aus?

Zu wenig Calcium: Nur ein Mythos?

Grünkohl ist einer der Spitzenreiter, wenn es um Calcium bei Gemüse / Obst geht. 100 Gramm Grünkohl enthalten ca. 205mg Calcium. Wie heißt es immer in der Werbung: Nur die Milch macht's. Das stimmt natürlich nicht. Du kannst auch ohne Milch genug Calcium zu dir nehmen. Aber . . . Du solltest auch einige wichtige Punkte beachten. Tatsächlich neigen Veganer dazu, zu wenig Calcium zu sich zu nehmen. Die Weltgesundheitsorganisation geht davon aus, dass 600mg pro Tag reichen. Die generelle Empfehlung sind aber 1.000mg pro Tag.

Warum nun der Unterschied?

Das liegt vor allem an den tierischen Proteinen (die du nicht mehr isst). Denn mit steigender Proteinaufnahme, gibt der Körper auch mehr Calcium aus den Knochen frei. Insofern ist das für dich als angehender Veganer ein Pluspunkt, weil der Bedarf niedriger ist. Nun aber 2 Nachteile... Dein Körper nimmt Calcium aus Gemüse und Obst generell schlechter auf. Außerdem enthalten einige Pflanzen Hemmstoffe... bspw. Oxalsäure im Spinat.

Achte daher darauf einige dieser Lebensmittel täglich zu essen:

- Grünkohl
- Brokkoli
- Mandeln
- Rucola
- Orangen
- gekochter Spinat
- Feigen

Zusätzlich ist ein kalziumhaltiges Mineralwasser empfehlenswert.

Für die Einbindung von Kalzium in die Knochen spielt Vitamin D noch eine wichtige Rolle. Doch leider gibt es da einen Mythos...

Die Rolle von Vitamin D für Veganer

Der Mythos zu Vitamin D lautet: Geh in die Sonne und du deckst locker deinen Bedarf an Vitamin D (über Eigensynthese). Die Wahrheit ist aber, in Deutschland erreicht ein Großteil der Menschen **NICHT** die empfohlene Vitamin-D-Zufuhr. Das ist nicht gut, weil Vitamin-D eine wichtige Rolle für das Immunsystem und den Knochenbau spielt.

Denn ohne ausreichend Vitamin-D kann dein Körper das Calcium aus der Nahrung nur unzureichend aufnehmen. Und bei zu geringer Zufuhr setzt dein Körper sogar Calcium aus den Knochen frei. Das Ergebnis kann Osteoporose sein.

Gerade Veganer haben ein erhöhtes Risiko, weil nur in Pilzen wie Pfifferlingen und Champignons größere Mengen Vitamin-D vorkommen.

Achte daher auf diese Dinge:

- Halte dich regelmäßig im Freien in der Sonne auf, dann mindestens 30 Minuten und ohne dich mit Sonnencreme eingecremt zu haben
- Sonnencreme blockt UVB-Strahlen und somit kann dein Körper kein Vitamin-D herstellen
- denke darüber nach zumindest im Winter Vitamin-D als Nahrungsergänzung zu nehmen… im Winter erreicht uns hier einfach zu wenig UVB-Strahlung, wenn die Sonne überhaupt mal scheint

Jod ist ein weiterer Mineralstoff, auf den du als Veganer achten solltest.

Veganer eine Risikogruppe bei Jodversorgung

Generell liegt bei ca. 30% der Bevölkerung ein Jodmangel vor. Als angehender Veganer solltest du besonders auf eine ausreichende Zufuhr achten. Sonst kann Jodmangel zu Problemen mit der Schilddrüse und der damit verbundenen Hormonbildung führen.

Was kannst du tun?

Verwende jodiertes Speisesalz. Bereits mit 5 Gramm deckst du ca. 60% deines Tagesbedarfs, der bei täglich ca. 200 Mikrogramm liegt.

Auch in Algen steckt Jod, die du hin und wieder in eine Mahlzeit einbauen kannst. Wähle eine Algensorte, die nicht zu viel Jod enthält. Das ist beispielsweise Nori. Ein zu hoher Jodgehalt kann sich nachteilig auswirken.

Aus all diesen Infos ergibt sich dann eine Einkaufsliste, die folgende Lebensmittel/Produkte enthalten sollte.

Beispiel Essensliste für Veganer

Einige Dinge davon kannst du auf Vorrat kaufen, Gemüse und Obst kaufst du dagegen öfter. Also lege folgende Dinge in deinen Warenkorb:

Für Omega 3 und Omega 6:

- Walnüsse, Mandeln
- Leinsamen, Hanfsamen
- Olivenöl, Rapsöl

Für Fette allgemein:

- Kokosfett zum Braten
- Für Salate auch gerne frische Avocado

Für Selen:

- Paranüsse, eine einzige reicht je Tag

Dann ganz generell:

- Obst und Gemüse für Vitamine, Mineralstoffe und Ballaststoffe
- grüne Salate
- Getreideprodukte wie Roggenbrot, Haferflocken, Buchweizenflocken
- Quinoa
- Reis
- Hülsenfrüchte wie Kidneybohnen, Erbsen, rote Linsen

Für Jod wie schon angesprochen:

- jodhaltiges Speisesalz
- hin und wieder Algen - Nori

Als Getränk dann noch möglichst kalziumreiches Mineralwasser. Und (eventuell nach Absprache mit deinem Arzt) als Nahrungsergänzung Vitamin B12 und Vitamin D Tabletten.

Die meisten Dinge davon bekommst du im Supermarkt.

Ein paar Tipps zum Einkauf

Je mehr Grundnahrungsmittel du einkaufst, desto mehr Geld sparst du. Für diese wird weniger Werbung gemacht und somit ist das Produkt für dich günstiger. Andere Dinge findest du in der Regel nur im Bio-Markt oder im Naturkostladen. Dazu gehören beispielsweise Kokosfett und Algen. Auch das Angebot in den Bereichen Müsli, Brotaufstriche, Hülsenfrüchte ist dort wesentlich höher.

Achte bei lang haltbaren Produkten auch auf aktuelle Angebote. Die kannst du auf Vorrat kaufen und dabei noch ein paar Euro sparen. Auch der Kauf von möglichst wenig verarbeiteten Produkten schont deinen Geldbeutel. Oft ist es zudem noch gesünder, weil mehr Nährstoffe erhalten bleiben und weil du keine unnötigen Zusatzstoffe zu dir nimmst.

In vielen pflanzlichen Brotaufstrichen ist beispielsweise relativ viel Sonnenblumenöl. Und das ist wie schon erwähnt nicht erste Wahl. Achte auch darauf Gemüse / Obst der Saison zu kaufen. Es ist günstiger und schmeckt meist auch besser.

Unter dem Strich lässt sich sagen: Vegan zu leben ist also nicht grundsätzlich teurer. Es sei denn du kaufst vermehrt oder komplett im Bio-Markt ein.

Wie ist das nun mit Milch, Käse und Eiern? Welche Alternativen hast du da?

Alternativprodukte für Veganer

Vor 20 Jahren hättest du noch schlechte Karten gehabt, Ersatz für Milch, Butter oder Sahne zu finden. Inzwischen gibt es für jedes, aber wirklich jedes herkömmliche Produkt eine vegane Alternative.

Sogar für Eis.

Als Milchersatz hält der Handel für dich Sojamilch, Reismilch oder Mandelmilch (die nicht so toll ist) bereit. Zum Müsli bevorzuge ich aber Hafermilch. Auch für Sahne bietet der Handel Alternativen auf Basis von Soja, Reis, Mandeln oder Hafer.

Und wenn du doch mal Appetit auf Fleisch hast?

Ja, auch dafür gibt es Angebote. Denn es gibt viele Fertigprodukte, die in Geschmack und Aussehen Fleischprodukte imitieren. Diese beinhalten meist Soja und Weizeneiweiß und sind natürlich stark verarbeitet.

Wie gesund ist das also noch?

Jedenfalls gelten diese Fleischimitationen eher als Junkfood, mit eher zweifelhaftem Wert.

Vegan essen, wenn du unterwegs bist

Ideal für unterwegs: Ein Butterbrot mit Mandelmuss und frischem Gemüse. Wie Gurken, Tomaten oder Avocado mit etwas Zwiebel. Vegane Ernährung für die Arbeit oder die Schule erfordert etwas Vorbereitung. Überlege dir schon am Tag zuvor, was du am nächsten Tag essen möchtest. Es gibt zahlreiche einfache Möglichkeiten.

Besonders einfach ein leckeres Sandwich. Du kannst es beispielsweise mit Mandelmuss bestreichen und dann mit einem Salatblatt (hält es frisch), Avocadocreme (mit etwas Pfeffer und Salz gewürzt) und Zwiebeln belegen. Es gibt mittlerweile auch zahlreiche vegane Brotaufstriche.

Ergänzen kannst du das Sandwich mit Gemüse, welches sich generell für unterwegs eignet. Wie Kohlrabi, Karotten, Tomaten, Gurken oder auch Selleriestangen.

Eine weitere Möglichkeit für einen Snack in der Pause ist natürlich Obst und eine Handvoll Nüsse.

Wenn du die Möglichkeit hast Gekochtes aufzuwärmen, kannst du auch für einige Tage Suppen vorkochen. Auf Arbeit kannst du diese schnell aufwärmen. Sofern du auswärts vegan essen möchtest, eignen sich vor allem Italiener, Inder und Asiaten.

Ketogene Diät bei Krebs (ketogen = fett-/eiweißreich, kohlenhydratarm)

Viel Fett, aber wenig Kohlenhydrate sollen Krebspatienten gut tun: Ketogene Kost versorgt gesunde Zellen optimal, drosselt jedoch die Energiezufuhr von Krebszellen. Erste Studien zeigen, dass damit das Fortschreiten der Krankheit gestoppt werden kann.

Kaum Kohlenhydrate, aber reichlich hochwertige Öle wie Oliven-, Kokos-, Palm- und Rapsöl, Fleisch, Fisch, Eier, Butter, Käse, Sahne, Nüsse, Avocado und stärkearme Gemüse wie Spinat und Brokkoli: Diese Zutaten machen die so genannte ketogene (fettreiche) Diät aus. Sie soll Krebspatienten dabei unterstützen, das Fortschreiten ihrer Krankheit abzubremsen und die Chemotherapie besser zu überstehen. Doch worum handelt es sich bei dieser Ernährungsform genau? Auf den ersten Blick sieht das doch wie die **Atkins-Diät** aus. Das ist eine Ernährungsform zum Abnehmen, bei der Fett und Fleisch erlaubt sind, aber Brot, Reis, Nudeln, also Kohlenhydrate genau wie Zucker so gut wie verboten sind.

Ketogene Diät ist Doping für gesunde Zellen

Das Wichtigste an dieser Ernährungsform: Sie beeinflusst die Energieversorgung der Zellen, stärken gesunde Zellen, setzen schnell wachsende Tumorzellen aber sozusagen auf Reduktionsdiät. Damit die winzigen Kraftwerke in den Zellen, die Mitochondrien, Energie bekommen, sind Kohlenhydrate nötig, die in Glukose (Zucker) umgewandelt werden.

Aber auch Fett und Eiweiß können zur Energieproduktion "verbrannt" werden. Stehen kaum Kohlenhydrate und Zucker zur Verfügung, wie bei ketogener Kost, bildet die Leber aus Fett die sogenannten Keton Körper. Sie versorgen dann vor allem die Mitochondrien der Gehirnzellen (zu denen kein Fett gelangen kann) mit der nötigen Energie anstelle von Glukose. Für gesunde Zellen ist das sogar eine besonders gute Energiequelle. "Ketogene Kost ist in diesem Fall fast schon Doping", vergleicht die Expertin. (Prof. Dr. rer. hum. biol. U. Kämmerer)

Weniger Energie für Krebszellen

Gegenteilig wirkt diese Ernährungsform jedoch auf **Krebszellen**. Deren Stoffwechsel ist verändert, sie wachsen unkontrolliert, können Zucker oft nicht richtig verwerten und entwickeln dadurch einen starken "**Zuckerhunger**". Die **Keton Körper**, wie sie bei ketogener Diät gebildet werden, bringen ihnen dabei jedoch viel zu langsam Energie. Zucker kann aber auch zusätzlich aus dem umliegenden Gewebe in die Zellen gelangen. Das ist der Fall, wenn der Blutzuckerspiegel hoch ist. Auch das verhindert ketogene Kost weitgehend: Sie senkt den Blutzuckerspiegel auf **Nüchtern Niveau**. Die Folge: Das **Krebsgewebe** kann nicht mehr wachsen, schrumpft im besten Fall sogar.

Für welche Krebspatienten ketogene Diät sinnvoll ist

So weit bis jetzt bekannt ist, profitieren von dieser Ernährungsform vor allem Patienten, bei denen der **Tumor** schnell wächst, der Krebs also besonders aggressiv und "zuckerhungrig" ist. "Wir beobachten bei Patienten, dass der Krebs sogar zum **Stillstand** kommen kann", berichtet Ulrike Kämmerer.

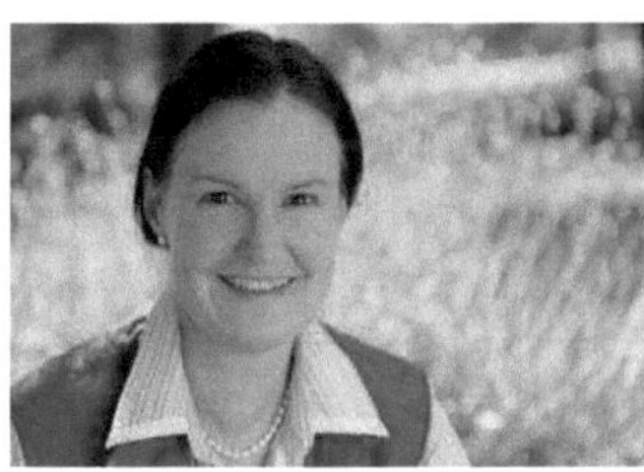

apl. Prof. Dr. rer. hum. biol. U. Kämmerer

Telefon: +49 (0931) 201-25621 - Fax: +49 (0931) 201-25406

e-Mail: u.kaemmerer@mail.uni-wuerzburg.de

- 1985 - 1990 Studium Biologie, Universität Erlangen
- 1991 - 1995 Promotion und Postdoc, Universität Erlangen (Kardiologie)
- 1995 - 1996 Postdoc, Universität Tübingen (Pathologie)
- Seit 1996 wiss. Mitarbeiterin, Universitäts-Frauenklinik Würzburg

Qualifikationen

- Humanbiologie
- Virologie
- Immunologie
- Zellbiologie

Zusätzlich stärkt diese Diät Krebspatienten, die oft unter Auszehrung leiden, weil der Tumor alle Energie verschlingt. "Ketogene Kost erreicht, dass viele Patienten, die vorher zu schwach für eine **Chemotherapie** waren, wieder so viel Kraft erlangen, dass sie die Behandlung durchführen können".

Ketogene Ernährung bei Krebs hat kaum Nebenwirkungen

Kritiker der Atkins-Diät und damit auch der ketogenen Diät führen an, dass durch diese Ernährungsform die Blutfettwerte in die Höhe schnellen und die Leber belastet wird. Das ist allerdings nicht der Fall: In großen **Studien** an vielen Tausenden Patienten wurde im Gegenteil nachgewiesen, dass sich durch eine Atkins-Diät die Blutfettwerte deutlich verbessern lassen.

Auch bei Krebspatienten, deren Leber durch die Erkrankung und die Chemotherapie extrem beansprucht wird, trifft das zu.

Im nachfolgendem werden verschiedene Lebensmittel-gruppen und dessen kohlehydratgehalt aufgelistet.

Fisch und Fleisch

Nahrungsmittel	Anteil Kohlenhydrate
Rind-Fleisch	0%
Schweine-Fleisch	0%
Geflügel	0%
Fisch	0%
Meeresfrüchte	0%
Wurst	0%-4%
Diät-Wurst	1%-4%
Frikadelle	0%-20%
Fischstäbchen	21%

Quelle: Wikipedia, Herstellerangaben

Tipp: Hering schützt vor Brustkrebs. Unsere Nahrung enthält zu wenig Omega- 3-Fettsäuren, wie sie in Hering, Sardinen, Makrele und Lachs enthalten sind. Diese wertvollen Inhaltsstoffe drosseln die Produktion von Entzündungsmolekülen, die die Entstehung von Krebs begünstigen. Drei Fischmahlzeiten pro Woche können das Risiko für Brust-, Prostata- und Darmkrebs um bis zu 40 Prozent senken.

Milch und Milchprodukte

Nahrungsmittel	Anteil Kohlenhydrate
Milch 3,5% Fett	4,8%
Milch 1,5% Fett	4,9%
Milch 0,1% Fett	5%
Buttermilch	3,7%
Rahm-Joghurt 10% Fett	3,9%
Joghurt 3,5% Fett	4,5%
Mager-Joghurt 0,1% Fett	14,4%
Butter	0,5%
Creme Fraiche 30% Fett	2,6%
Sahne 15% Fett	4,2%
Käse	0%-1%
Frischkäse Doppelrahmstufe	2,5%
Frischkäse Fettarm	4%

Quellen: Molkereien

Obst

Nahrungsmittel	Anteil Kohlenhydrate
Kaiser Alexander	5%
Gala, Elstar, Idared, 'Cox Orange	11-12%
Golden Delicious, Braeburn	13%
Boskoop, Jonagold	18-19%
Birnen	12-14%
Grapefruit	6-8%

Orangen	8-9% (selbst nachgemessen)
Zitronen	2,5% (selbst nachgemessen)
Limetten	1,5%
Trauben	15-20%
Bananen	21%
Sauerkirschen	10%
Pflaumen	11%
Ananas	11-12%
Aprikosen	8-9%
Pfirsiche	8-9%
Wassermelone	8%
Honigmelone	12%
Kiwi	11%
Grantapfel	15%
Papaya	7 - 8%
Mango	14%
Cranberrys	14%
Feigen frisch	13%

Quellen: Uni Graz, Offizielle Angaben von Importeuren, US-Landwirtschaftsministerium

Tipp: Kohl schützt vor Blasenkrebs. Krebszellen verabscheuen Kohl. Der Verzehr von fünf oder mehr Portionen Kohlgemüse (Brokkoli, Rosenkohl, Grün-, Weiß- oder Rotkohl) pro Woche halbiert das Risiko, an Blasenkrebs zu erkranken. Auch bei Brustkrebs wurden solche Effekte beobachtet. Tipp: Kohlgemüse nur kurz kochen und gut kauen, damit sich die krebshemmende Wirkung voll entfaltet.

Gemüse und Salat

Nahrungsmittel	Anteil Kohlenhydrate
Artischocken	5%
Auberginen	2,7%
Blumenkohl	2,5%
Bohnen, grün, frisch	3,6%
Bohnen, schwarz Dose	16%
Bohnen, Kidney Dose	17%
Bohnen, weiß Dose	24%
Brokkoli	2,1%
Champignons	0,6%
Chicorée	0,8%
Eichblattsalat	1,4%
Eisbergsalat	2,4
Endivien	0,5%
Fenchel	3%
Frühlingszwiebeln	1,8%
Grünkohl, Braunkohl	3%
Gurken	2%
Karotten	6,7%
Lauch	3,5%
Paprika rot	bis 6%
Paprika gelb	5%
Paprika grün	3%
Petersilie	1%
Petersilienwurzel	2-3%
Pastinake	18%

Pfifferlinge frisch	0 - 1%
Steinpilze frisch	0 - 0,5%
Champignons frisch	0,3 - 0,6%
Shitake getrocknet	53%
Radieschen	2,2%
Rosenkohl	4,3%
Sellerie	1,7%
Spargel	2,6%
Steckrüben	4%
Tomaten rot, roh	2,5%
Zucchini	2,1%
Zwiebeln	5,7%

Quellen: FR-Landwirtschaftsministerium (ANSES), US-Landwirtschaftsministerium

Nüsse und Saaten

Nahrungsmittel	Anteil Kohlenhydrate
Mandeln	3-6%
Haselnuss	5-6%
Erdnuss, in Schale	10.9%
Erdnuss, geröstet, gesalzen)	7,5%
Walnuss	3,5%
Kokosnuss, getrocknet	6,9%
Macadamia	5,6%
Pekannuss	4,5%
Cashew	20%
Esskastanie	27%
Leinsamen	1 - 4%

Sonnenblumenkerne	11,5%
Kürbiskerne	14%
Mohnsamen	4%
Pinienkerne	5%
Pistazien, geröstet, gesalzen	9,3%
Bucheckern, getrocknet	35%
Weizenkeime	35%
Kakao-Pulver	8 - 20%
Müsli	50 - 70%

Quellen: Offizielle Angaben von Importeuren, US-Landwirtschaftsministerium , Anses

Beeren

Nahrungsmittel	Anteil Kohlenhydrate
Erdbeeren	2,5 - 3,5% (selbst nachgemessen)
Himbeeren	4,5 - 5,5%
Brombeeren	5 - 6% (selbst nachgemessen)
Heidelbeeren	11%
Johannisbeeren	9%
Stachelbeeren	2,5 - 3,5%

Quellen: Offizielle Angaben von Importeuren, US-Landwirtschaftsministerium

INFORMATION: Von allen Früchten zeigen Beeren und Granatapfel die stärkste krebshemmende Wirkung. Mehrere Studien bestätigen, dass Beeren das beste Mittel sind, sich mit mehr gesunden Antioxidantien zu versorgen, die vor Krankheiten schützen. Andere Untersuchungen verweisen auf weitere Obst- und Gemüsesorten mit einem hohen Gehalt an Antioxidantien.

Gerichte, gekocht

Nahrungsmittel	Anteil Kohlenhydrate
Bulgur	14%
Nudeln	33%
Vollkornnudeln	31%
Reis, weiß	19%
Kartoffeln	15%
Sauerkraut	4%
Haferbrei, ungesüßt	8 - 10%
Hamburger, Fastfood	21%
Hot Dog, Fastfood	25%

Quellen: CA-Landwirtschaftsministerium, FR-Landwirtschaftsministerium (ANSES)

Backwaren

Nahrungsmittel	Anteil Kohlenhydrate
Grau-Brot	50%
Baguette	57%
Körnerbrot	45%
Brownies	45%
Obstkuchen	50-65%
Crêpe, ungefüllt	55%
Käsekuchen	35%
Dresdner Stollen	47%
Honigkuchen	73%

Donau-Welle	30%
Nuss-Sahnetorte	26%

Quellen: FR-Landwirtschaftsministerium (ANSES)

Tipp: Dunkle Schokolade behindert den Krebs. Täglich 25 Gramm dunkle Schokolade mit einem Kakaoanteil von mindestens 70 Prozent versorgen den Körper mit großen Mengen Polyphenolen, die günstige Wirkungen auf Krebs und Herz-Gefäß-Krankheiten haben können. Das Naschen von dunkler Schokolade ist aber auch deshalb gut, weil man dann weniger Appetit auf andere, ungesunde Süßigkeiten bekommt.

Süßes

Nahrungsmittel	Anteil Kohlenhydrate
Milchschokolade	51%
Nussschokolade	45%
Schokolade 40% Kakao	49%
Schokolade 70% Kakao	33%
Kaugummi	70%
Speiseeis	25-35%
Diät-Eis	20-30%
Marmelade	50 - 70%
Honig	75 - 80%
Nuss-Nougat-Creme	75%
Nougat	52%
Cocktail-Kirschen	65%
Marzipan	65%
Lakritze	86%
Geleefrüchte	80%

Zucker, weiß	99,9%
Zucker, braun	95%

Quellen: FR-Landwirtschaftsministerium (ANSES), Hersteller

Gewürze u. ähnliches

Nahrungsmittel	Anteil Kohlenhydrate
Knoblauch	15%
Zimt	25%
Kapern	2%
Kerbel	0,9
Kreuzkümmel	33%
Thymian, getrocknet	26%
Ketchup	24%
Peperoni	0,5%
Mayonnaise	1,5%
Diät-Mayonnaise	7%
Senf	4,5%
Essig	0,3%
Öl (Oliven, Sonnenblumen....)	0,0%
Diät-Margarine	4%

Quellen: FR-Landwirtschaftsministerium (ANSES)

Alkolfreie Getränke

Nahrungsmittel	Anteil Kohlenhydrate
Orangensaft, pur	8,5%
Grapefruitsaft, pur	7,5%
Apfelsaft (selbst nachgemessen)	10%
Zitronensaft (selbst nachgemessen)	1,5%
Ananassaft	15%
Pfirsichsaft	12%
Karottensaft	5%
Tomatensaft	2,5%
Kaffee, Tee, schwarz	0%

Quellen: FR-Landwirtschaftsministerium (ANSES)

Alkolische Getränke

Nahrungsmittel	Anteil Kohlenhydrate
Bier	3 - 3,5%
Weizen Bier	4 - 5,5%
Stark Bier	4 - 5,5%
Bier, alkoholfrei	4,8%
Apfelwein	0,5%
Apfelwein, alkoholfrei	2%
Sekt	0,2 - 5%
Wein trocken	0,5%
Wein süß	3 - 7%
Sangria	10%

Sherry, Port	10%
Rum, Wodka, Whisky .u.ä.	0%
Likör, süß	10 - 25%

Quellen: FR-Landwirtschaftsministerium (ANSES)

Tipp! Achten Sie auf die Nährwertangaben auf den Etiketten. Dort werden der Brennwert (kcal) sowie der Eiweiß-, Kohlenhydrat- und Fettgehalt des Produktes angegeben. Häufig wird zusätzlich der Anteil des Zuckers bezogen auf die Gesamtkohlenhydrate und der Anteil der gestättigten Fettsäuren angeben. Der Fettgehalt sollte möglichst gering sein, ebenso der Anteil der gestättigten Fettsäuren. Empfehlenswert ist es auch nicht, wenn der Kohlenhydratgehalt genau dem Zuckergehalt entspricht (hier sind Kohlenhydrate nur in Form von Zucker enthalten).

Vorsicht geboten ist auch bei so genannten **Light-Produkten**. Sie sind nicht immer kalorienarm.

Erstens heißt "light" nicht automatisch kalorienarm, sondern kann vieles bedeuten - koffeinarm, wenig gesalzen, alkoholfrei oder einfach nur leicht verdaulich. Klarheit soll hier eine neue EU-Verordnung ("health claims") schaffen, die seit dem 1. Juli 2007 in Kraft ist. Sie schreibt unter anderem vor, wann ein Produkt als "light" gekennzeichnet werden darf. Zudem muss der Hersteller angeben, auf welche Eigenschaft (wie Fett- oder Energiegehalt) sich das "leicht" bezieht. Seit 2009 ist die Verordnung in Kraft.

Die wichtigsten Angaben:

- Produkte mit dem Hinweis energiereduziert müssen mindestens 30 Prozent weniger Energie enthalten als vergleichbare Lebensmittel.
- Der Angabe "light" bzw. "leicht" kommt dieselbe Bedeutung zu wie "reduziert", das heißt mindestens 30 Prozent weniger Energie- oder Nährstoffgehalt.
- Die Angabe fettfrei/ohne Fett ist nur zulässig, wenn das Produkt nicht mehr als 0,5 Gramm Fett pro 100 Gramm oder 100 Milliliter enthält. Angaben wie X % fettfrei sind verboten

Zweitens: Wo "**fettarm**" draufsteht, ist zwar nur ein bestimmter Höchstgehalt an Fett drin, aber nicht unbedingt auch eine geringere Kalorienmenge. Fett ist ein Geschmacksträger, und damit fettreduzierte Lebensmittel nicht fade schmecken, fügen die Hersteller oft umso mehr Zucker hinzu.

Und drittens: Man sollte man auch bei kalorienreduzierten Produkten nicht ungehemmt zugreifen. Viele Menschen tun es dennoch - im Glauben, dass es nicht dick macht. Aber auch hier kommt es auf die Menge an: Zwei Becher Diät-Joghurt können beispielsweise deutlich mehr Kalorien als ein Becher der normalen Variante enthalten. Außerdem gewöhnt sich der Magen an die größeren Mengen. Man sollte also maßvoll genießen - auch bei "leichten" Lebensmitteln.

Rezepte

Hier möchten ich nun Ihnen einige Rezepte vorstellen, mit denen Sie selber kohlenhydratarme Brote, Pizza und einen Schoko-Nuss-Aufstrich herstellen können. Die Rezepte sind aus verschiedenen Internetforen (Bücher) zusammengesucht sowie selber erprobt und modifiziert worden.

Manche Rezepte beinhalten Gluten, um die Backeigenschaften zu verbessern. Gluten kann bei einzelnen Patienten - auch wenn keine Zöliakie (Gluten Unverträglichkeit) bekannt ist - Probleme verursachen. Wenn Sie merken, dass Sie Gluten haltige Backwaren nicht vertragen, dann ersetzen Sie Gluten

z.B:

durch **Nussmehle**. Kohlenhydratgehalt der wichtigsten Backzutaten (je 100 g): Gluten: 8 g, Mandeln gerieben: 16 g

Abkürzungen:

- EL: Esslöffel;
- EW: Eiweiß;
- KH: Kohlenhydrate;
- MCT: Mittelkettige Triglyceride
- MUF: Mehrfach ungesättigte Fettsäuren;
- TL: Teelöffel;
- Pck: Packung

1. Grundteige für „Süßes" und Salziges

1. Hefeteig

- ½ Würfel Hefe
- 150 ml Wasser
- ½ TL Zucker

Hefe kleinbröseln und mit dem lauwarmen Wasser und Zucker vermixen, 15 Min. gehen lassen. (warmer Ort, z. B. Gefäß in warmes Wasser stellen).

- 150 g gemahlene Mandeln (möglichst fein!)
- 150 g Gluten
- 50 g Eiweißpulver neutral (Achtung: keine Mischungen mit Zucker!)
- 2 Eier
- 125 g Magerquark

zu der Hefe-Wasser-Mischung dazugeben und drei Minuten verkneten. Evtl., wenn der Teig zu fest ist, noch Wasser dazugeben. Süßstoff nach Geschmack für Kuchen; für Brötchen/Brot ohne Süßstoff, aber mit etwas Salz und Brotgewürz. Für Kuchen z. B.: halben Teig dünn auf Blech ausrollen (Backpapier!), mit Pflaumen oder sauren Äpfeln (Boskop) belegen und dann Mandelsplitter und Butterflocken darüber streuen. Backen: 175 °C ca. 30 Minuten (oder etwas kürzer mit Umluft).Man kann aus dem Teig auch süße/salzige Brötchen formen

2. Mürbeteig

- 100 g gemahlene Mandeln (möglichst fein!)
- 150 g Mandelmehl (gesiebt falls es klumpt)
- 150 g Gluten
- 250 g weiche Butter
- 2 Eigelb
- 200 g Frischkäse (Vollfettstufe)

Für süßes Gebäck: Süßstoff oder Stevia-Pulver nach Geschmack

Alle Zutaten zu einem glatten Teig verarbeiten und mehrere Stunden (über Nacht) kühlstelen. Dann wie normalen Mürbeteig ausrollen (statt Mehl Arbeitsfläche mit Mandelmehl/geriebenen Mandeln bestreuen) und verwenden.Sehr gut als Boden für Tarte, Quiche und Ähnliches. Backen: 150°C, Umluft , 20-30 min (je nach Dicke)

2. Brotrezepte

1. Knäckebrot

- 6 EL Hanfnüsse (grob gemahlen)
- 6 EL Leinsamen (grob gemahlen)
- 6 EL Sesam
- 12 EL Dinkelkleie
- 6 EL Sonnenblumenkerne
- 6 EL Mohn
- 6 EL Sojaflocken
- 3 Eier
- 6 EL Wasser

eine Prise Brotgewürz und etwas Salz

Alles verrühren und auf ein mit Backpapier ausgelegtes Backblech streichen. Bei 180°C 15 Minuten in den Backofen (Umluft), dann den Brotfladen drehen. Ofen ausschalten und das Brot trocknen lassen (im Ofen), anschließend in Stücke schneiden und genießen.

2. Quarkbrot

- 2 Eier
- 160 g Magerquark
- 100 g gemahlene Mandeln
- 1 gestr. TL Natron
- etwas Salz
- etwas Brotgewürz
- 1 ELEiweißpulver

Körner oder Nüsse nach Belieben (zBSonnenblumenkerne, Leinsamen, gehackte Walnüsse; KH: ca. 10/100g)

Einfach alles zusammenrühren, in eine mit Backpapier (wichtig, geht sonst nicht mehr raus!) ausgelegte mittlere Kastenform füllen und 30 min. bei 180°C backen.

3. Reibekuchen

- 200 gSauerkraut (frisch oder aus der Tüte)
- 2 Eier
- 1 - 2 TLGluten
- 1 klZwiebel (z.B Schlotte, fein gehackt)
- nach Geschmack Salz und Pfeffer

Sauerkraut unter Wasser abbrausen und etwas trocken schütteln, mit restlichen Zutaten im Mixer (Zauberstab) vermengen und ca. 15 min. stehen lassen. In einer Pfanne Fett erhitzen und Kleckse vom Sauerkrautmix zugeben. Schön knusprig braten und dann wenden. Wer es noch würziger mag, kann auch kleine Speckwürfel dazugeben. Mit Kräuterquark oder Schmand servieren.

4. Pizza-Ersatz

1. Hackfleischpizza

- 500 g gewürztes Hackfleisch
- (mit Oregano, Thymian, Rosmarin usw nach Geschmack)
- 1 Pck. passierte Tomaten (ohne Zuckerzusatz!)
- Gemüse zum Belegen
- (zB 1 Beutel á 500 g Tiefkühlgemüse gemischt „Italienische Art")
- geriebener Käse zum Bestreuen

Das Hackfleisch in einer tiefen gefetteten Form (Kasserolle) plattdrücken, dann die passierten Tomaten darauf verteilen. Mit Gemüse belegen und das Ganze dick mit Käse bestreuen. Alles in den Backofen stellen, 160°C, ca. 20-25 Minuten.

2. Thunfisch-Pizzaboden

- 1 Dose Thunfisch in Öl oder Wasser, Flüssigkeit wegschütten
- 2 Eier
- Chilipulver, Salz, Pfeffer, passierte Tomaten

Thunfisch und Eier mit einem Zauberstab (oder Mixer, nicht normaler Quirl) verquirlen, bis eine homogene Masse entstanden ist. Mit etwas Chilipulver, Salz, Pfeffer würzen. ½ der Masse wie ein großes Omelett in einer gut ölhaltigen Pfanne von beiden Seiten schön kross braten (nicht zu früh wenden, sonst zerbröselt es). Dann die zweite Hälfte genauso braten.

Die Fladen mit den gewürzten passierten Tomaten dünn bestreichen und anschließend mit dem gewünschten Belag belegen. Dick mit Käse bestreuen. Für 10 Minuten in den Ofen bei ca. 200°C, bis der Käse schön blubbert und leicht braun wird. Schmeckt erstaunlich wenig nach Fisch, sondern ist ein echter Pizzaersatz!

Rezept für Spätzle – Käsespätzle low carb

Zutaten

Für die Spätzle:

- 2 Eier – Größe M
- 2 TL Ur-Salz
- 125 ml Wasser
- 3 1/2 – 5 EL neutrales Eiweißpulver*(je nach Konsistenz)
- 50g gemahlene helle Mandeln
- 1 TL Guarkernmehl*
- 1 TL Flohsamenschalen-Pulver*

Zubereitung:

Die Eier mit dem Salz mit Knethaken verquirlen. Die trockenen Zutaten miteinander vermengen und löffelweise zufügen. So auch mit dem Wasser. Salzwasser aufsetzen und wie gewohnt die Spätzle abkochen (ich habe eine Presse benutzt).

Für die Käsespätzle:

- Zwiebel
- Streukäse

Zubereitung:

Zwiebel klein schneiden und anbraten. Entweder mit den Spätzle vermengen oder oben darauf verteilen. Streukäse darüber geben oder auch vermengen. Bei 180 Grad Umluft für ca. 10 bis 15 Minuten im Ofen knusprig backen.

Liste von Internetanbietern für kohlenhydratarme Produkte und Foren für Rezepte und weiterführende Infos

(nicht vollständig, ohne Gewähr)

http://www.buffbody.de/shop/index.php/cPath/21
Brotmischungen, MCT-Öl, Nussöle, Gluten, LC-Produkte
http://www.lowcarbwelt.de/
Brotmischungen, Kuchenmischungen, Gluten, LC-Produkte

http://www.logi-methode.de/rezepte.html
Rezepte, nicht ketogene Diät, aber stark kohlenhydratreduziert: ideal zur Krebsprävention
http://www.physical.de
einige schöne Rezepte, Bezugsquelle für LC-Brot
http://www.lchf.de
Rezepte, links zu wissenschaftlicher Literatur

http://charm.cs.uiuc.edu/users/jyelon/lowcarb.med/
Sammlung von wissenschaftlichen Informationen, Studien, Hintergrundinformationen zur ketogenen Diät, „low carb" und „high fat" Diäten
http://www.nmsociety.org/
Amerikan. Gesellschaft zur Forschung von Metabolismus und Ernährung. Ganz aktuell einschließlich der laufenden amerikanischen Studien zu ketogener Diät und Krebs

INFORMATION: Für den Inhalt der Internetseiten sind ausschließlich die Anbieter verantwortlich, wir geben Ihnen hier nur ein paar Beispiele, wo Sie Materialien für die Diät erhalten oder weitere Koch- und Backrezepte finden, und haben an den Seiten keinerlei finanzielles Interesse

Moringa

Ich möchte euch nun auch noch „**Moringa**" vorstellen das ich damals als ich Stammzellen bekam für mich entdeckte und erst 1 Jahr später in Deutschland bekannt wurde.

Was ist Moringa genau?

Moringa Oleifera – Der Wunderbaum

Moringa Oleifera – schon der Name dieser bei uns erst seit kurzem bekannten Pflanze klingt wie eine Zauberformel. In Indien wurde er, dort bekannt als der Baum des Lebens, schon vor über 5000 Jahren in der traditionellen ayurvedischen Heilkunst eingesetzt. Über 300 Krankheiten soll er angeblich heilen können. Doch was steckt dahinter? Was macht den Baum so besonders? Warum ist die Moringapflanze so vielseitig und effektiv einsetzbar? Und was macht sie so gesund?

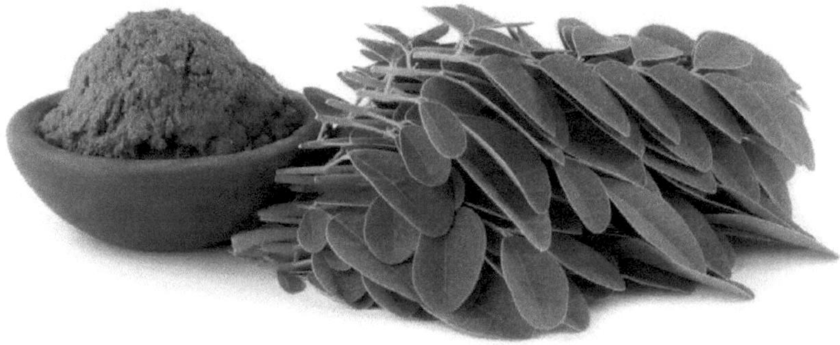

Bild: http://worldofmoringa.com (Facebook Gruppe)

Ein wahrer Wunderbaum

Moringa Oleifera, in Europa auch bekannt als **Meerrettichbaum**, stammt ursprünglich aus der Himalaya-Region in Nordwestindien. In der ayurvedischen Heilkunst ist er schon seit Jahrtausenden im Einsatz. Von den Engländern wurde er während der Kolonialzeit in Indien entdeckt und durch sie auch in anderen britischen Kolonien verbreitet. Da sie besonders gut mit heißem und trockenem Klima zurechtkommt, wächst die Pflanze inzwischen weltweit in den Tropen und Subtropen, besonders in Ländern Afrikas, Arabiens, Südostasiens und den auf karibischen Inseln.

Das Wachstum des Moringabaumes ist außerordentlich. Bis hin zu 30 cm kann sie monatlich wachsen und innerhalb eines Jahres eine Höhe von bis zu 4 Metern erreichen, im ersten Jahr sogar schon eine Höhe von 8 Metern. Außerordentlich ist aber auch, dass alle Teile des Baumes für den Menschen von hohem Nutzen sind.

Die englischen Kolonialherren verwendeten zunächst die Wurzeln als **Meerrettichersatz** aufgrund des sehr ähnlichen Geruchs und Geschmacks – daher auch der deutsche beziehungsweise englische Name. Die Früchte sind ähnlich wie Bohnen und werden in der Regel als Gemüse, zum Beispiel in Curries, verzehrt. Diese, aber vor allem die Blätter, haben einen **hohen Gehalt an Proteinen, Vitaminen und Mineralstoffen**.

Aus den Samen lässt sich Pflanzenöl pressen, das eine vielseitige Anwendung in der Ernährung, als Schmieröl, als Grundlage zur Herstellung von Salben, Seife und Kosmetika, oder als Biodiesel findet. Was den Baum aber definitiv zu etwas ganz besonderem macht ist die Fähigkeit der zu Pulver zerriebenen Samen **verschmutztes Trinkwasser zu reinigen**. Das Pulver bindet im Wasser enthaltene Schwebstoffe und Bakterien und sinkt mit ihnen zu Boden zurück bleibt klares, trinkbares Wasser.

Aufgrund des schnellen Wachstums, der relativ einfachen Kultivierungsmöglichkeiten, der vielfältigen Verwendbarkeit des Meerrettichbaums, sowie der zahlreichen gesundheitlichen Vorteile, die er den Menschen bietet, ist er wahrlich ein Wunderbaum.

Die gesunde Power steckt in den Blättern

Die Pflanze gilt bisher als **das mit Abstand nährstoffreichste Gewächs überhaupt**. Zahlreiche **wertvolle Nähr- und Vitalstoffe** sind besonders in den Blättern oder im **Blattpulver** in optimal abgestimmter Form zu finden. Hervorzuheben ist hierbei die hohe Anzahl an **Aminosäuren**, denn 18 von 20 bekannten essentiellen Aminosäuren konnten in den Blättern nachgewiesen werden. Diese können vom menschlichen Organusmus nicht selbstständig hergestellt werden, sind jedoch wichtiger Bestandteil für den **Sauerstofftransport im Körper**, die **Konzentrationsfähigkeit** und **viele wichtige Gehirnfunktionen**.

Auch ein hoher Anteil an **Antioxidantien** sind in der Moringapflanze nachgewiesen. Sie sind unablässig für einen leistungsfähigen Organismus, denn sie schützen uns vor freien Radikalen, die häufig die Ursache von Erkrankungen sein können. Die so genannten ORAC-Werte (**„oxygen radical absorbance capacity“**), mit Hilfe dessen festzustellen ist, zu welchem Maße freie Radikale gehemmt werden, sind bei Moringa bedeutend höher als bei anderen Pflanzen. Dies weist auf besonders gute antioxidative Eigenschaften der Pflanze.

Interessant ist auch der erst kürzlich entdeckte Bestanteil **Zeatin**. Erstaunlicherweise enthalten die Blätter des Moringabaumes bis zu **1000 Mal mehr Zeatin, als andere Pflanzen**. Zeatin ist ist eigentlich ein Wachstumshormon, welches da es in Moringa in so hohem Maße vorkommt, für dessen schnelles Wachsen sorgt. In unserem Körper fungiert das Zeatin allerdings als **Botenstoff**, der dafür sorgt, dass all die wichtigen Vitalstoffe, die im Moringa enthalten sind, auch vom menschlichen Organismus aufgenommen und verwertet werden können. Ein weiterer Vorteil: Zeatin hemmt den Abbau vom blatteigenen Chlorophyll. Dadurch werden die in den Moringa-Blättern enthaltenen Proteine und Vitalstoffe deutlich langsamer abgebaut, was auch einen großen Vorteil für die Weiterverarbeitung der Blätter zu Blattpulver ist, denn dadurch bleiben auch in diesem Nährstoffe lange erhalten.

Die bedeutendsten Inhaltsstoffe und deren Funktion auf einen Blick:

- **Essentielle Aminosäuren:** schützen vor freien Radikalen
- **Vitamin A:** wichtig für ein gesundes Sehvermögen
- **Vitamin C:** zur Stärkung des Immunsystems
- **Kalzium:** unentbehrlich für gesunde Zähne und Knochen
- **Magnesium:** Durchblutungsfördernd
- **Kalium:** sorgt für einen reibungslosen Stoffwechsel
- **Eisen:** wichtig für die Sauerstoffversorgung der Zellen
- **Zink:** wirkt im Körper entzündungshemmend
- **Omega-3-Fettsäuren:** essentiell für die Funktionen des Gehirns
- **Zeatin:** wichtiger Botenstoff, der all diese Stoffe dorthin bringt, wo sie wirken sollen.

(Nachher schreibe alle noch genauer auf)

Wie eigentlich alle Teile des Moringabaumes, können auch die Blätter vielseitig verwendet werden. In den Ursprungsländern werden sie zumeist entweder roh, gekocht, gedünstet oder in der Pfanne zubereitet verzehrt. Aus ihnen wird aber auch Tee aufgebrüht, der traditionell zur Vorbeugung und Gesundheitsunterstützung getrunken oder auch äußerlich, zum Beispiel bei Hautproblemen, angewendet wird. Bedeutend in unseren Breitengraden ist aber vor allem das

Blattpulver. Denn durch die Trocknung und das Mahlen der Blätter können diese haltbar gemacht werden, ohne ihre Wirkung zu verlieren und direkt zu uns nach Hause geliefert werden.

Zum Beispiel in Form von **Kapseln** liefert uns der Wunderbaum aus Fernost so unsere tägliche Extraportion an all den bereits erwähnten Nähr- und Vitalstoffen.

Für wen ist Moringa Oleifera besonders geeignet?

Zunächst einmal ist der vielseitige Alleskönner Moringa Oleifera **für jeden zu empfehlen**, der seinen täglichen Extra-Bedarf an **vielen wichtigen Vitaminen, Mineralstoffen und Spurenelementen** decken möchte, ohne jedoch auf synthetisch hergestellte Nahrungsergänzungsmittel zurückgreifen zu müssen.

In der ayurvedischen Heilkunst ist Moringa Oleifera zudem schon seit Jahrhunderten als wunderbarer Alleskönner bei Alltagsbeschwerden sehr hoch geschätzt. So kann der Verzehr der Blätter oder die Einnahme des Blattpulvers Mangel- oder Unterernährung, Anämie, Kopfschmerzen, einem unregelmäßigen Blutdruck, einer Neigung zu Entzündungen und Hautinfektionen, Durchfall und Fieber entgegen wirken. Nichtsdestotrotz gibt es einige Gruppen von Personen, denen der Verzehr der Pflanze besonders zu empfehlen ist, selbst wenn sie unter keinen der genannten Beschwerden leiden.

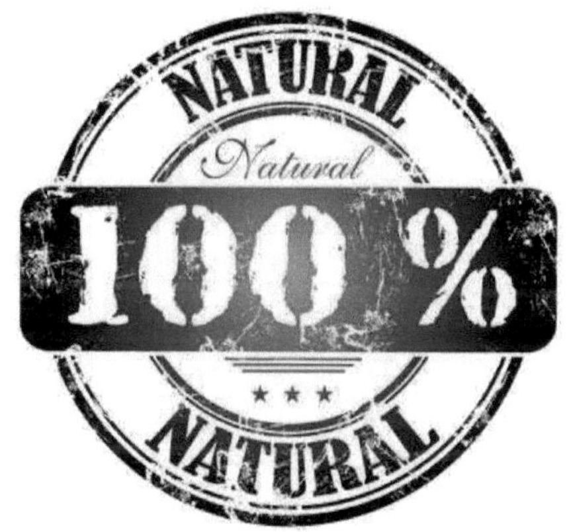

Schwangere und stillende Mütter

Moringa-Blattpulver oder Blätter zusätzlich während der Schwangerschaft eingenommen, kann das gesunde Wachstum des Säuglings unterstützen und die Milchbildung bei der Mutter verstärken. Über den Organismus der Mutter und später die Muttermilch kann das Kind schon viele wichtige Vitamine und Mineralstoffe zusätzlich aufnehmen. Besonders zu erwähnen sind hier die in der Pflanze enthaltenen Aminosäuren Arginin und Histidin, die in der Wachstumsphase nicht in genügender Menge vom Körper des Baby selbst hergestellt werden können, aber die dennoch essentiell sind für dessen gesunde Entwicklung.

Kinder

Doch nicht nur für Säuglinge, sondern auch für ältere, sich im Wachstum befindende Kinder ist eine Ernährung mit Moringa von Vorteil, da die zahlreichen enthaltenen Nähr- und Aufbaustoffe sich positiv auf das Wachstum und besonders die Entwicklung der Hirn- und Nervenzellen auswirken können. Zudem stärkt der hohe Anteil an Vitamin C das Immunsystem der Kinder.

Athleten

Leistungssportler oder Menschen, die generell einem hohen Leistungsdruck ausgesetzt sind, sind besonders dazu angehalten, sich ausgewogen zu ernähren und besitzen einen besonders hohen Bedarf an Nähr- und Vitalstoffen. Moringa kann sie dabei unterstützen alle essentiellen Vitamine, Mineralstoffe und Proteine in ausreichender Form zu sich zu nehmen und so auf ganz natürlichem Wege besonders leistungsfähig zu bleiben. Das liegt zum einen am hohen Anteil an Eisen und den Vitaminen A und C in Moringa, die dafür sorgen, dass das Blut stets mit ausreichend Sauerstoff versorgt ist und somit den Kreislauf stabilisieren. Außerdem können die zahlreichen Aminosäuren neben der hohen Menge an Kalzium den Muskelaufbau positiv beeinflussen. Antioxidantien schützen das Zellgewebe zusätzlich bei erhöhter körperlicher Anstrengung.

Senioren

Auch für älter werdende Menschen empfiehlt es sich, Moringa zu sich zu nehmen, um auch im hohen Alter noch fit und vital zu bleiben. Vielen Alters-Beschwerden kann durch eine ausgewogene, nährstoffreiche Ernährung vorgebeugt werden. Die Blätter von Moringa Oleifera dienen hierbei als optimale Versorgungsquelle für alle Vitalstoffe, die im Alter benötigt werden.

Veganer

Auch für Vegetarier, aber besonders für Veganer, ist die Moringapflanze von Bedeutung, da diese oft an Mangelerscheinungen leiden. So fragen sich viele, wie sie ihren Protein-, Kalzium- und Eisenbedarf decken und zugleich auf tierische Produkte verzichten können. Die Inhaltsstoffe der Blätter können diesem Problem Abhilfe schaffen, denn sie enthalten mehr Proteine als Eier oder Joghurt, deutlich mehr Eisen als Spinat und übertreffen den Kalziumgehalt von Milch um ein Vielfaches.

Mit der Erlaubnis von Sven Frank, der das Buch schrieb **„Moringa to Go“**!

INHALTSSTOFFE VON MORINGA

In Moringa oleifera wurde ein hoher Anteil an Antioxidantienn achgewiesen. Diese sind für einen leistungsfähigen Organismus extrem wichtig, denn sie schützen uns vor freien Radikalen, welche häufig die Ursache von schweren Erkrankungen sind. Der so genannten ORACWert („oxygen radical absorbance capacity“), der eine messbare Größe dafür ist, in welchem Maße freie Radikale gehemmt werden, ist bei Moringa höher als bei anderen Pflanzen.

Zudem finden sich 18 der 24 bekannten Aminosäuren in den Moringablättern, davon acht essentielle Aminosäuren. Essentielle Aminosäuren nennt man organische Verbindungen (Eiweißbausteine), die unser Organismus benötigt, jedoch nicht selbst herstellen kann. Somit kann die Versorgung des Körpers mit essentiellen Aminosäuren nur aus der Nahrung erfolgen. Folgende essentielle Aminosäuren sind für den Menschen von besonderer Wichtigkeit:

ISOLEUCIN
In der Medizin wurde für Patienten mit gestörter Verdauung eine oral anzuwendende „chemisch definierte Diät“ entwickelt, die Isoleucin enthält. Ansonsten verwendet man es in Infusionslösungen zur parenteralen Ernährung.

LEUCIN
Diese essentielle Aminosäure spielt für den Energiehaushalt im Muskelgewebe eine zentrale Rolle, weshalb Leucin u.a. im Kraftsport als Nahrungsergänzungsmittel für den Muskelaufbau empfohlen wird.

LYSIN
Sie ist Bestandteil von Infusionslösungen zur parenteralen Ernährung und zur Behandlung hypochlorämischer Alkalosen. Außerdem wird Lysin auch zur Wirkbeschleunigung bei schmerzhemmenden Mitteln verwendet, z.B. in Verbindung mit Ibuprofen.

METHIONIN

Wenn überschüssiges Methionin verstoffwechselt wird, dann oxidiert der in der Substanz enthaltene Schwefel zu Schwefelsäure und wird über die Nieren ausgeschieden, wodurch der Harn angesäuert wird. Der Mechanismus der Harnansäuerung kann bei einigen Erkrankungen die Heilung unterstützen. In der Medizin wird Methionin verwendet zur Vermeidung der Neubildung von Nierensteinen, Hemmung des Bakterienwachstums bei einer Blasenentzündung sowie als Bestandteil von Infusionslösungen zur parenteralen Ernährung.

PHENYLALANIN

Phenylalanin ist u.a. an der Synthese von Adrenalin, Noradrenalin, L-Dopa, PEA und Melanin beteiligt. Die essentielle Aminosäure dient als Ausgangsstoff für viele weitere Stoffe, z.B. für den Botenstoff Dopamin. Phenylalanin ist Bestandteil von Schmerzmitteln und wird auch bei Depressionen verabreicht, weil sie stimmungsaufhellend wirkt.

THREONIN

Sie ist ein Bestandteil von Aminosäure-Infusionslösungen zur parenteralen Ernährung und findet ebenfalls eine breite Anwendung in der Humanmedizin. Für Patienten mit gestörter Verdauung wurde eine oral anzuwendende „chemisch definierte Diät“ entwickelt, die Threonin enthält.

TRYPTOPHAN

Dieser Aminosäure sagt man eine stimmungsaufhellende, beruhigende und gewichtsreduzierende Wirkung nach. Die stimmungsaufhellende Wirkung von Tryptophan beruht dabei auf der Tatsache, dass es im menschlichen Körper zu Serotonin umgewandelt wird. Nach heutigem Wissensstand wird durch einen erhöhten Serotoninspiegel die Stimmung aufgehellt und Depressionen gelindert.

VALIN

Valin wird als Baustein zur Proteinbiosynthese benötigt und ist zur Energiegewinnung nutzbar. So dient Valin, ebenso wie Leucin und Isoleucin, der Ernährung des Muskels. Diese acht essentiellen Aminosäuren sind in den Moringablättern enthalten weshalb allein schon deshalb der regelmäßige Konsum von Moringa zur Gesunderhaltung sinnvoll ist. Darüber hinaus sind in

Moringa die Aminosäuren Alanin, Arginin, Asparaginsäure, Cystin, Glutaminsäure, Glyzin, Histidin, Prolin, Serin und Thyrosin enthalten (nachdem der Körper diese selbst herstellen kann, wird an dieser Stelle auf eine weitere Ausführung der Wirkungsweise verzichtet). Doch nicht nur wegen der Aminosäuren ist Moringa so wertvoll, sondern auch wegen der zahlreichen Vitalstoffe, auf die wir nachfolgend ein bisschen genauer eingehen möchten.

VITAMIN A

(Retinol) ist ein fettlösliches Vitamin, das für das Sehvermögen sowie für den Aufbau von Haut und Schleimhaut benötigt wird.

VITAMIN B2

(Riboflavin) gehört zu den wasserlöslichen Vitaminen und spielt eine wichtige Rolle beim Fett-, Kohlenhydratund Eiweißstoffwechsel sowie bei der Energiegewinnung und beim Aufbau von Haut und Schleimhaut.

VITAMIN B3 (NIACIN) UND VITAMIN B5 (PANTOTHENSÄURE)

sind wasserlösliche Vitamine, die für den Auf- und Abbau von Kohlenhydraten, Fettsäuren und Aminosäuren zuständig sind.

VITAMIN B6

ist im menschlichen Organismus für die Blutbildung und den Eiweißstoffwechsel zuständig.

VITAMIN B7

(Biotin) spielt eine wichtige Rolle für den Fett-, Eiweiß- und Kohlenhydratstoffwechsel sowie für den Aufbau von Haut und Haaren

VITAMIN B9

(Folsäure) wird standardmäßig bei Schwangeren als Nahrungsergänzung verschrieben, um das Phänomen der Spina bifida (Neuralrohrfehlbildung) beim Embryo zu vermeiden. Dieses wasserlösliche Vitamin ist für den Eiweißstoffwechsel, die Blutbildung, die Zellneubildung, die Schleimhäute und die Steigerung der Abwehrkräfte zuständig.

VITAMIN B12

unterstützt unmittelbar die Blutbildung und ist zudem wichtig für den Folsäurestoffwechsel.

VITAMIN C

ist an fast allen lebenswichtigen Funktionen des Körpers beteiligt. Sowohl unser Bindegewebe als auch Knorpel, Knochen und Zähne brauchen Vitamin C zum Wachstum und zur Regeneration. Ferner leistet dieses wasserlösliche Vitamin einen wichtigen Beitrag zur Stärkung des Immunsystems sowie zur Entgiftung und Eisenverwertung.

VITAMIN D

(Cholecalciferol) ist in Verbindung mit Sonnenlicht für die Knochenstabilität zuständig. Es fördert die Aufnahme von Kalzium und Phosphor aus dem Magen-Darm- Trakt und sorgt dafür, dass der Körper die Mineralstoffe in Knochen, Knorpel und Zähne einbauen kann. Bei einem Vitamin D-Mangel besteht die Gefahr, dass der Körper aus dem Darm nicht mehr genug Kalzium und Phosphor aufnehmen kann und sich dann die Mineralstoffe aus den Knochen holt. Das kann zu Osteoporose führen und ist gerade während der Schwangerschaft ein wichtiger Aspekt, da der Embryo seine Mineralstoffe aus dem Körper der Mutter zieht.

VITAMIN E

schützt die Zellen ebenso wie Vitamin C vor freien Radikalen und gehört somit zur Gruppe der Antioxidantien. Außerdem ist Vitamin E wichtig, um die Funktion von Nerven, Muskeln und Blut aufrechtzuerhalten.

VITAMIN K

ermöglicht die gesunde Blutgerinnung.

Neben den Vitaminen gibt es natürlich auch zahlreiche Mineralstoffe, die in Moringa oleifera nachgewiesen wurden:

CALCIUM

spielt eine große Rolle in der Knochen- und Zahnbildung sowie in der Erregbarkeit der Muskeln (auch des Herzmuskels). Calcium wird in den Knochen eingebaut und ist zusammen mit anderen Mineralien für dessen Festigkeit und Widerstandsfähigkeit verantwortlich. Ein langfristiger Mangel an Calcium führt dazu, dass der Körper auf sein Calcium-Depot in den Knochen zurückgreift. Die Folge: Die Knochen verlieren an Stabilität und brechen leicht. Eine ausreichende Versorgung mit dem Mineralstoff Calcium spielt deshalb eine zentrale Rolle bei der Vorbeugung gegen Osteoporose. Calcium ist nicht nur wichtig für gesunde, stabile Knochen, es ist auch an vielen Stoffwechselvorgängen im Körper beteiligt. Zur Blutgerinnung, zur Muskelkontraktion und zur Reizübertragung im Nervensystem wird der Mineralstoff Calcium benötigt. Außerdem hat Calcium eine stabilisierende Wirkung auf die Zellwände, was bei der Verhinderung und Behandlung einer allergischen Reaktion, insbesondere der Haut, hilfreich ist. So können allergisch wirkende Substanzen wie Histamin weniger gut aus den Zellen austreten und dadurch auch weniger allergische Reaktionen auslösen.

EISEN

benötigt der Körper zur Bildung des Hämoglobins sowie zur Stärkung des Immunsystems. Gerade Frauen leiden wegen der Menstruation oft an Eisenmangel. Die Folgen von Eisenmangel sind u.a. körperliche Leistungsschwäche, Müdigkeit, Appetitlosigkeit, Magen- Darm-Beschwerden, Blässe sowie Luftnot bei Belastung. Eisenmangel ist einer der häufigsten Mangelzustände der Mineralstoffe.

MAGNESIUM

ist der Mineralstoff, an den man als erstes denkt, wenn man Wadenkrämpfe hat. Es ist nämlich für die Erregbarkeit von Muskeln und Nerven zuständig. Außerdem unterstützt es die Enzymbildung. Magnesium zählt zu den lebenswichtigen Mineralstoffen. Jeder Mensch braucht zur Erhaltung der Leistungsfähigkeit und für das reibungslose „Funktionieren" seines Körpers Magnesium. Daher muss dem Körper täglich Magnesium in ausreichender Menge zugeführt werden, um einem Mangel vorzubeugen. Magnesium beeinflusst insgesamt über 300 Enzyme und nimmt auf diesem Wege Einfluss auf die Zellregeneration, Sauerstoffnutzung und Energiegewinnung. Eine ausreichende Versorgung ist deshalb notwendig für die reibungslose Funktion aller Muskeln, auch des Herzmuskels. Außerdem hemmt Magnesium die Ausschüttung von Stresshormonen. Um mit Stress besser umgehen zu können, ist eine gute Versorgung mit Magnesium hilfreich. Magnesium trägt zu einer normalen Funktion des Nervensystems und der Psyche bei.

MANGAN

ist an wichtigen Vorgängen im menschlichen Körper maßgeblich beteiligt. Es ist für die Funktion verschiedener Enzyme unabdingbar. Mangan ist beispielsweise für Knorpel- und Knochengewebe wichtig. Mangan ist am Aufbau von Enzymen beteiligt, die ihrerseits beim Aufbau von Knorpel und Gelenkflüssigkeit eine wichtige Rolle spielen. Mangan trägt zu einer normalen Bindegewebsbildung und zur Erhaltung normaler Knochen bei. Mangan ist auch von Bedeutung für die Aktivierung von Kohlenhydrat- und Aminosäurestoffwechselprozessen. Mangan trägt zu einem normalen Energiestoffwechsel bei. Mangan gehört außerdem zur Gruppe der Antioxidantien. Es fängt so genannte freie Radikale ab.

SELEN

gehört ebenso wie die Vitamine A, C und E zu den Antioxidantien und ist Bestandteil wichtiger Enzyme. Neben dieser „Radikalen-Abwehr“ hat Selen weitere wichtige Aufgaben im Körper: Immunsystem. Besonders gut stärkt Selen die Abwehrkräfte in Verbindung mit Zink und kann z.B. bei einer Blutvergiftung oder einer HIV-Infektion den Körper unterstützen. Günstig beeinflusst wird durch den Vitalstoff der Krankheitsverlauf von Rheuma, Gelenkproblemen, allergischem Asthma und Autoimmunerkrankungen des Darms. Einen erhöhten Bedarf an Selen besteht im Winter wegen der Infektgefahr. Interessant ist auch der erst kürzlich entdeckte Bestanteil Zeatin. Hierbei handelt es sich um ein sogenanntes Zytokin, ein Pflanzenhormon, welches für das schnelle Wachstum des Moringabaumes verantwortlich ist. Offensichtlich enthalten die Moringablätter bis zu 1000-mal mehr Zeatin als andere Pflanzen. Im menschlichen Körper fungiert das Zeatin als Botenstoff, der dafür sorgt, dass all die wichtigen Vitalstoffe, die in Moringa enthalten sind,

auch vom menschlichen Organismus aufgenommen und verwertet werden können. Zudem hemmt Zeatin den Abbau vom blatteigenen Chlorophyll. Dadurch werden die in den Moringa-Blättern enthaltenen Proteine und Vitalstoffe deutlich langsamer abgebaut, was auch für die Weiterverarbeitung der Blätter zu Blattpulver von Vorteil ist, denn dadurch bleiben hier die Nährstoffe länger erhalten.

KALIUM

sorgt für die richtige Gewebespannung und optimiert die Herz- und Muskelfunktion.

ZINK

unterstützt die Symptomaktivität und die Abwehrkräfte. Hinzu kommt die Förderung des Wachstums und der Fortpflanzung. Männer lieben diesen Mineralstoff! Zink ist ein wichtiger Mineralstoff, der für die Funktion von mehr als 300 Enzymen im Stoffwechsel notwendig ist und deshalb nahezu an allen Lebensvorgängen beteiligt ist. Besonders für die Abwehrkräfte des Körpers ist Zink wichtig. Eine optimale Zinkversorgung steigert die Abwehr und beugt so Infekten vor. Auch im Stoffwechsel von Kohlenhydraten, Fetten und Eiweiß spielt der Mineralstoff Zink eine wichtige Rolle. Zink trägt zu einer normalen Eiweißsynthese sowie zu einem normalen Kohlenhydrat- und Fettsäurestoffwechsel bei und unterstützt so den Körper bei der Fettverbrennung. Zink ist außerdem wichtig für die Zellteilung, das Wachstum und die Erneuerung der Zellen. Deshalb spielt Zink auch eine wichtige Rolle bei der Wundheilung.

OMEGA-3-FETTSÄUREN

sind lebensnotwendig und können vom Körper nicht selbst hergestellt werden. Folgende Wirkungen gelten als gesichert: Sie beugen Herzrhythmusstörungen vor, sie stabilisieren die Blutgefäße zur Vermeidung von Herzinfarkten, sie verlangsamen die Veränderungen der Herzkranzgefäße, sie schützen vor koronarer Herzkrankheit. Außerdem fördern Omega-3-Fettsäuren die Durchblutung und zeigen eine positive Wirkung in der Schwangerschaft und Stillzeit, bei **Krebs**, bei rheumatoider Arthritis, entzündlichen Darmerkrankungen, Asthma oder altersbedingter degenerativer Erkrankungen, bei Schlaganfall und Alzheimer-Erkrankung sowie bei Depression.

Nochmal – wir reden hier von nur einer einzigen Pflanze: Moringa!

MORINGA BEI KREBS

Krebs bezeichnet in der Medizin einen bösartigen Tumor. Die US National Library of Medicine und die National Institutes of Health publizierten bis heute ca. 35 Studien und Untersuchungen zur Wirksamkeit vom Moringa in der Krebstherapie.

http://www.ncbi.nlm.nih.gov/pubmed/?term=moringa+cancer

Natürlich wünschen wir uns alle sehr gerne, dass endlich das „Wundermittel gegen Krebs“ gefunden wird. Dennoch möchten wir vor allzu großer Euphorie und übertriebenen Versprechungen – vor allem aus Respekt den betroffenen Patienten gegenüber – warnen. Moringa kann und sollte in der Therapie von Krebs eine wichtige **Rolle spielen – jedoch ausschließlich in Zusammenarbeit** mit einem Onkologen. Ihr Arzt wird die Studien zu Moringa kennen und Ihnen die für Ihre Situation geeignete Menge mitteilen.

Die Verzehrempfehlung bei diagnostiziertem Krebs zur Unterstützung der ärztlichen Therapie:

- 10.000 mg reines Moringablattpulver (entspricht 5-mal täglich fünf Kapseln oder Pellets à 400 mg über einen Zeitraum von mindestens 24 Monaten). Je nach Schwere der Symptomatik könnte der behandelnde Arzt auch eine höhere Menge als Nahrungszufuhr als sinnvoll erachten.

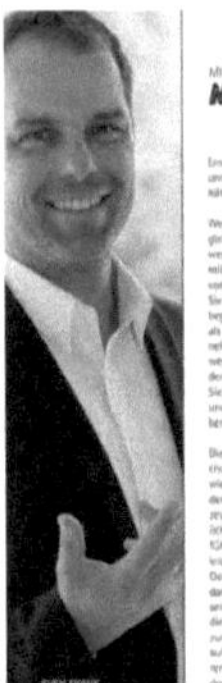

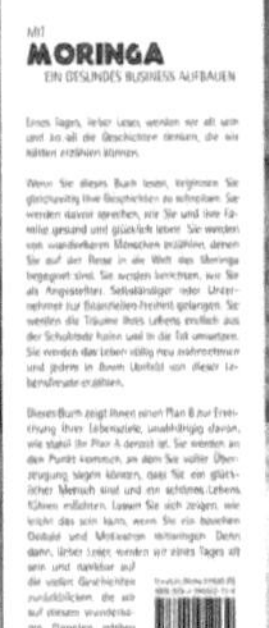

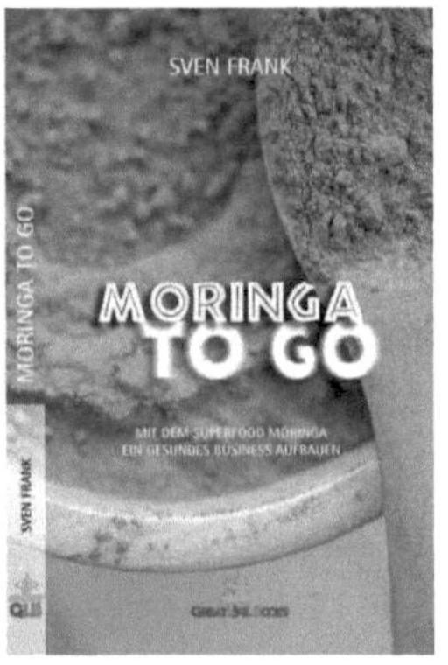

Quelle: Sven Frank „Moringa to Go“
ISBN: 978-3954952-13-9

Von Doris Zinser | Tipp – Information: Moringa sollte einen höchst Grad an Trocknung aufweisen. Die Restfeutigkeit sollte unter 10 % liegen. Die Farbe sollte hellgrün und leuchtend sein. Sonnen getrocknetes Moringa ist eher grün/beige und hat wenig Chlorophyll (Blattgrün) auf zu weisen. Der Geruch von Moringa geht in Richtung Gras / Heuartig. Der Moringa Blattschnitt und das Moringa Blattpulver sollte zu 100 % nur aus Blättern des Moringa bestehen. Äste, Rinde und Wurzeln enthalten zum Teil giftige Alkaloide und sind daher nicht wünschenswert im Moringa Blattpulver. Die Farbe des Produktes kann dadurch bräunlich grau wirken und zum Himmel stinken (Restfeuchte). In diesem Fall ist von einem Verzehr abzuraten.

So **Doris Zinser** (http://sen-gesunheitspraxis.de)

Erste Anwendungsmöglichkeiten

Loses Moringa Blattpulver bzw. Moringa Blattschnitt mit einer Messerspitze beginnen und langsam steigern.

Bis zu 5 g – 10 g täglich. Es kommt auf die Hochwertigkeit des Pulvers bzw. Blattschnittes an. Nicht jeder Körper verträgt sofort Moringa.

Häufig liegt das an den **Senfölgycosiden**.

Quelle: https://de.wikipedia.org/wiki/

Entweder in Wasser / Tee lösen oder über das Müsli geben (Budwig)

Olivenöl und je nach Geschmack von einem Teelöffel bis zu einem Eßlöffel Moringa in Olivenöl ansetzen. Die Oberflächenstruktur verhält sich bei Moringablattschnitt anders als bei Moringablatt. Pulver gibt noch schneller mehr ab als das Moringablatt. Moringa enthält Wasser lösliche, Fett lösliche und Hitze lösliche Bestandteile. Da wäre es schade, wenn nicht das ganze Spektrum der Pflanze durch nur rohköstliche Verspeisung wirken könnte. In Asien werden ganze Zweige direkt frisch vom Baum mit Kokosmilch blanchiert und sofort serviert.

Moringa essen aber wie?

Ganz einfach selbst gemacht

Dein Lieblingssenf einfach mit 1 bis 2 Teelöffeln Moringablattpulver verrühren. Ebenso Ketchup oder Sahnemeerrettich. Da Moringa zu der Pflanzengattung „Meerrettichpflanzen" gehört passt das sogar super und schmeckt toll. Ob in Suppen, Soßen, Salate, Gewürzmischungen, Pfannkuchenteig, Brot und Pizzateig überall passt Moringa rein. Für ein Stück Natur pur ist doch immer irgendwo Platz. Spargelzeit Soße Hollandaise und diese einmal grün ...echt lecker Den eigenen Lieblings -Tee / Kaffee einfach mit einem Teelöffel Moringa beleben. Moringa ist reich an **Antioxidantien und krebshemmenden Senfölglykosiden** und ist daher auch als Heilmittel zu betrachten, das begleitend zu vielen Therapien eingenommen werden kann.

Quelle: http://www.zentrum-der-gesundheit.de/moringa-oleifera.html

Was ich beim Zentrum der Gesundheit gut finde ist der Vergleich zwischen rohen und frischen Blättern direkt vom Baum und getrockneter Ware.

INFORMATION: Deshalb ist es enorm **wichtig** wie Moringa geerntet und weiter verarbeitet wird.

Salvestrole

Es sei auch erwähnt, dass Moringa oleifera **Salvestrole** enthält. Dabei handelt es sich um eine von britischen Wissenschaftlern entdeckte und erforschte Wirkstoffgruppe. **Salvestrole** sind eine Klasse von Schutzstoffen, die manche Pflanzen bilden, um sich gegen Fraßfeinde und Krankheiten zur Wehr zu setzen. Genau diese Substanzen, so belegten die Wissenschaftler, sorgen für eine Rückbildung von Krebstumoren. **Salvestrole** waren vor 100 Jahren in ursprünglichen Obst- und Gemüsesorten, die sie sich damals noch gegen allerlei Feinde zur Wehr setzen mussten, reichlich enthalten. In modernem Obst- und Gemüse, das auf sterilen Plantagen mit Kunstdünger gezüchtet, sind jedoch kaum mehr **Salvestrole** enthalten. Moringa oleifera- Blätter sind reich an **Salvestrolen** und alleine schon deshalb als Nahrungsergänzung zu empfehlen.

Quelle: http://www.moringagarden.eu/Info/Moringa-Das-Lebensmittel/

Welche Stoffe gibt es in hoher Konzentration ausschließlich in Moringa, und wie wirken sie?

Da sind zum einen die **Salvestrole** zu nennen, die Antwort der Natur auf Krebs. Werden genügend **Salvestrole**, das sind **Phytoalexine**, durch die Nahrung zugeführt, führt das zur Apoptose, zum Selbstmord der Krebszelle. **Salvestrole** wirken bei 95% aller Krebsarten, nur nicht beim Blutkrebs. Pflanzen, die mit Pflanzenschutzmitteln behandelt werden, bilden diese Stoffe nicht mehr, weil sie sie zur Abwehr von Schädlingen nicht mehr brauchen. Bis zum Jahr 1900 fanden sich 12 Milligramm pro 100 Gramm in Pflanzen, die Konzentration dieser **wichtigen** Stoffe ist seither selbst bei Biopflanzen auf 2 Milligramm zurückgegangen. **Beta-Sitosterin** ist das Herzschutzmittel überhaupt. Die Konzentration vom „bösen" Cholesterin, dem LDL, sinkt, und die Konzentration vom „guten" HDL-Cholesterin steigt. Außerdem senkt das **Beta-Sitosterin** in Moringa die Blutfettwerte und beugt auch damit Herz-Kreislauferkrankungen wie Herzinfarkt und Schlaganfall vor. Das Immunsystem wird gestärkt und der Blutzuckerspiegel harmonisiert. Sensationell ist die Konzentration von **Zeatin** in Moringa. Das ist ein Wachstumshormon, was die Nährstoffaufnahme der Zelle um den Faktor 6 bis 15 erhöht. Gleichzeitig wird die Entgiftung angekurbelt. So ist Moringa nicht nur die nährstoffreichste Pflanze der Welt, sondern sie optimiert auch noch die Vitalstoffaufnahme aus anderen Lebensmitteln. **Zeatin** ist ein Botenstoff und wird auch als „Jungbrunnenhormon" bezeichnet. In Moringa findet sich die 1000fache Konzentration wie in anderen Pflanzen. **Zeatin** senkt das Risiko für Alzheimer, das Krebsrisiko, es fördert die Wundheilung und Stresstoleranz der Zellen. Moringa stellt somit die beste Burnout-Prophylaxe dar.

Quelle.: http://www.barbara-simonsohn.de/moringa.htm

Meine Erfahrung mit Moringa

Wie oben schon erwähnt ist es **Wichtig** das es zu 100% durchgetrocknet ist, leider wie bei allen gibt es schwarze Scharfe. Ich bin das erste Mal mit Moringa 2008 in Kontakt gekommen da war es noch nicht mal in Deutschland bekannt. Zu diesem Zeitpunkt hatte ich meinen 2 Krebs (NHL) Non-Hodkin-Lymphom ich hatte zu der Zeit nur gepresste Pelletz aber merkte da schon die Kraft und Energie was in Moringa steckt. Mir viel alles leichter, die Chemotherapie, die Übelkeit, ich fühlte mich Fit und das dank Dieser Pflanze!

Rezepte

Moringa Smoothie

Die Menge an Antioxidantien, Anti-Inflamatoari, Aminosäuren, Vitaminen, Mineralien und Nährstoffe in diesem Smoothie ist wirklich erstaunlich.

Zutaten:

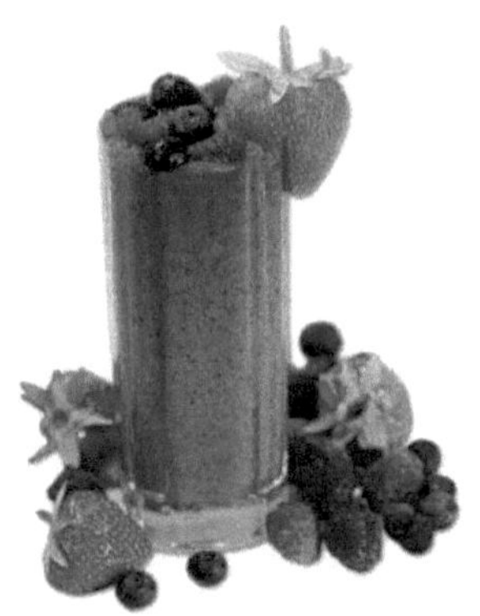

- 1 Tasse Erdbeeren, frisch oder gefroren
- 1/2 Tasse Himbeere, frisch oder gefroren
- 1/4 Tasse Blaubeeren, frisch oder gefroren
- 1/2 Esslöffel Orange geschölt gekühlt
- 1 Tasse Milch kokosnuss kalt
- 2 Tassen gefroren blattspinat
- 1 Esslöffel Chia Samen
- 2 Esslöffel Moringa Pulver
- 4 Eiswürfel

Zubereitung:

Erstens mixen sie die Chia Samen und den Blattspinat crenig glatt. Zweitens mixen sie alle anderen gefrorenen Obst (Erdbeeren, Himbeeren, Heidelbeeren) mit dem Kokosnuss Milch, bis es auch Cremig ist. Fügen Sie 1/2 Esslöffel gekühlt, der geschälten Orange und 2 Esslöffel Moringa Pulver und vermischen es. Nun alles in ein schönes Glas und Kalt servieren.

Der Geschmack von Spinat und Moringa Pulver
sollte fast nicht nachweisbar sein!

Quelle: http://www.moringapowder.com

Moringa Shake Mango

Zutaten:

- ½ Reife Mango
- 1 Banane
- 1 EL Pulver von Moringa Blätter (oder 2-3 Pellets zermahlen)
- 1 Tasse frisch gepressten Orangensaft
- 6-7 Eiswürfel

Zubereitung:

Alle oben genannten Zutaten in den Mixer gebrn und für etwa eine Minute (abhängig von ihrer Power Michen).

Wenn ihr Shake nicht Süss schmecken sollte durch einen nicht ganz Reife Mango. Fügen Sie einen Teelöffel Honig dazu. Nun alles in ein schönes Glas und Kalt servieren, Zum Dekorieren Empfehle ich Himbeere oder/und Minze

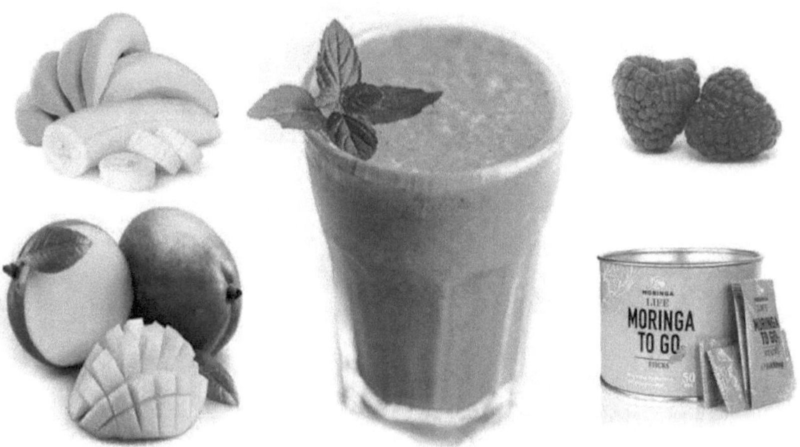

Moringa-Brot

3 Tage vorher Sprossen ansetzen, z.B. Roggensprossen im Keimglas ziehen.
So werden Sprossen gezüchtet:

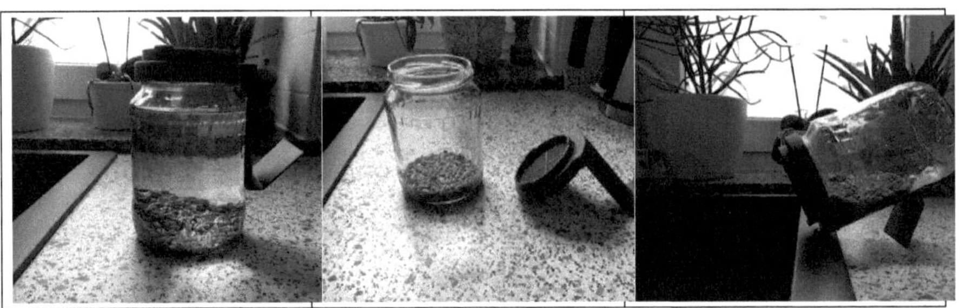

Roggensamen in Keimglas füllen (ca. 1 cm Füllhöhe), mit Wasser auffüllen und zwei Stunden quellen lassen. Dann Wasser abgießen und Keimglas kopfüber stehen lassen. 1 x pro Tag spülen. Nach drei Tagen sind die Keimlinge bereit.

Weitere Zutaten:

- 1 kg Dinkelmehl
- 2 Päckchen Hefe (einfacher mit Trockenhefe)
- 1 EL Salz
- 1 Handvoll Salatkräuter (getrocknet)
- 1/2 Liter alkoholfreies Weizenbier (alternativ Mineralwasser mit Kohlensäure)
- 10 Gramm reines Moringablattpulver (z.B.10 Sticks der Fa. Moringa Life)
- 1 Handvoll Chiasamen
- 1 Handvoll Leinensamen
- Nach Belieben Pfeffer, Paprikapulver, Chilipulver und Butter zum Fetten der Form

Zubereitung:

(Zum Vermischen des Teiges und zum Einfetten der Backform sollte man die Hände nehmen, um ein Gefühl für die Lebensmittel zu bekommen). Dinkelmehl in eine große Schüssel geben. Hefe hinzufügen und vermischen. Dann Salz, nach Belieben Pfeffer, Paprikapulver, Chilipulver, Salatkräuter, Moringablattpulver, Chiasamen und Leinsamen beigeben und vermischen. Jetzt die Sprossen hinzufügen und das Bier (Mineralwasser) in kleinen Mengen in die Schüssel geben. Der Teig muss eine gleichmäßige, gut knetbare Masse ergeben. Ggf. zusätzlich Flüssigkeit oder Mehl verwenden. Sobald der Teig einheitlich aussieht aus der Schüssel nehmen und auf einer glatten Arbeitsfläche 100 x durchkneten. Jetzt eine Kastenform gut mit Butter einfetten und die restliche Butter an den Händen verwenden, um die Teigkugel rundherum einzufetten. Anschließend den Teig in die Kastenform geben, mit einem Tuch abdecken und an einem warmen Ort ca. 1-2 Stunden gehen lassen. Backofen auf 180 Grad vorheizen und Brot in mittlerer Schiene bei 180 Grad ca. 45 Minuten backen. Das Brot ist fertig, wenn es beim Klopfen an die Unterseite hohl klingt. Auf einem Rost abkühlen lassen und mit frischen Tomaten, Gurken oder Avocado genießen

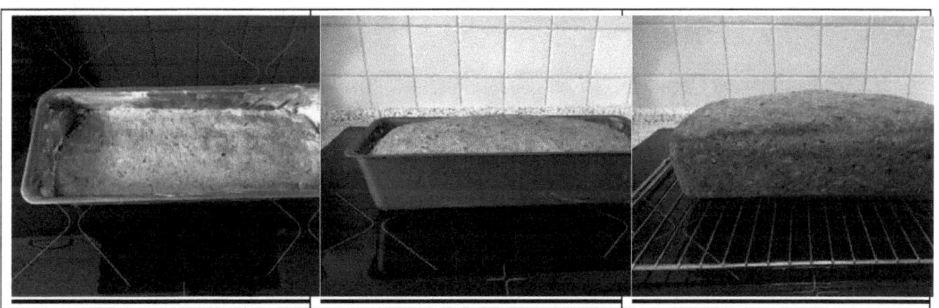

Rezept von: Sven Frank, Autor des Buches "Moringa to Go"

Produkt-Empfehlung (Moringa)

Diese Moringa Produkte von „**Moringa-Life**“ empfehle ich und können auch bei Interesse über mich bezogen werden.

Life Trink

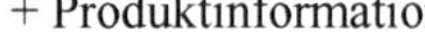

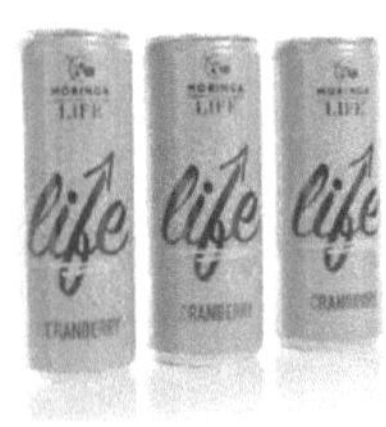

Zischendes Erfrischungsgetränk mit Cranberry und Granatapfel. Für Sportler, Veganer und Ernähungs- bewusste Menschen

ohne künstliche Farbstoffe oder Konservierungsstoffe
ohne jegliche Zuckerzusätze
nur natürlicher Fruchtzucker
auch für Diabetiker geeignet!

Inhaltsstoffe:

Granatapfel, Acai- Beere, Cranberry, Ginseng, Grüntee, Selen, Zink, Calcium, Magnesium ......
Vitamie: D, B1, B2, B6, B12, C, E ..

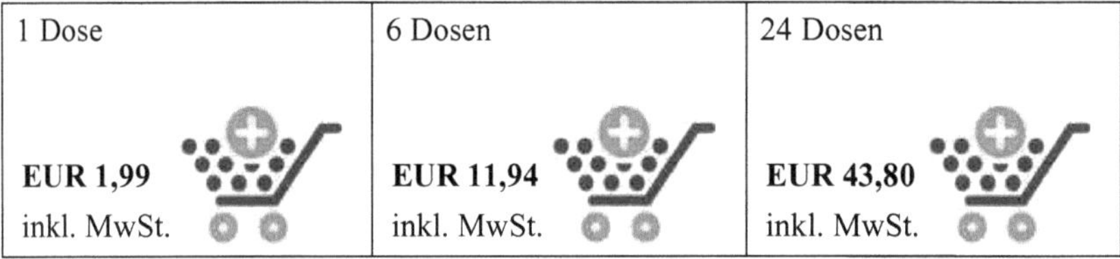

1 Dose	6 Dosen	24 Dosen
EUR 1,99 inkl. MwSt.	**EUR 11,94** inkl. MwSt.	**EUR 43,80** inkl. MwSt.

Green Tea – Drinks

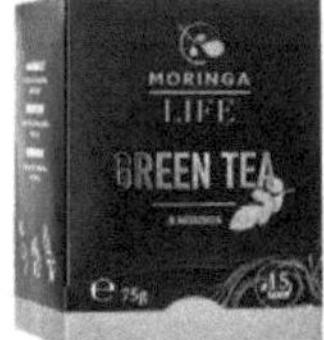

+ Produktinformation

Die Blätter des Grüntees vereint mit den Blättern des Moringas vervollkommen „Green Tea“ mit der Harmonie aus fernöstlicher Tradition und bewusster Ernährung.

Package Contents:
15 Sachet

EUR 15,00
inkl. MwSt.

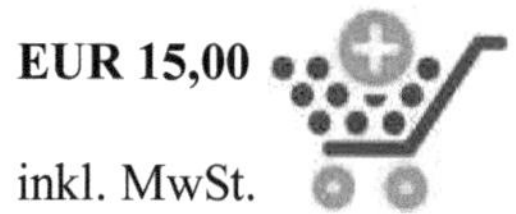

Vitality Tea – Drinks

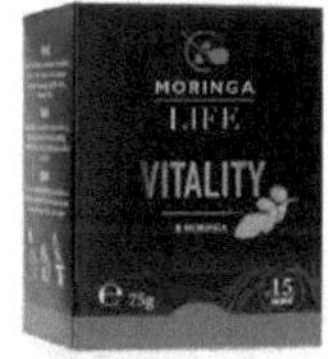

+ Produktinformation

Der „Vitality Tea“ eine interessante Mischung aus Sport und Vitalität vereint mit den Zutaten des hochwertigen Moringablattes sowie, Grüner Tee, Mateblätter, Rooibostee, Brenneselblätter, Hagebuttenschalen, erfrischenden Lemongras, würzige Ingwerwurzel, Guaranasamen, Kardamon und feurigem Chillies.

Package Contents:
15 Sachet

EUR 18,00
inkl. MwSt.

Black Coffee – Drinks

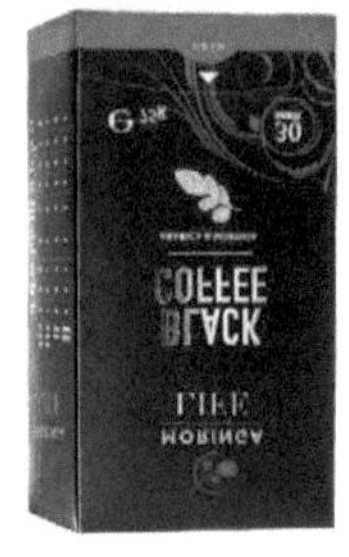

+ Produktinformation

Black Coffee ist jede natürlich Sünde wert. Kaffee ist mehr als nur Genuss, er begleitet uns im Leben. Die Tasse Kaffee ist ein Kulturgut und mehr als alles andere ein Merkmal des Menschlichen Genusses.

Unser „Black Coffee" besteht zu 100% aus erlesenem Arabica Kaffee und wird durch die Kraft von Moringa völlig natürlich vollendet. Diese einzigartige Kombination vollbringt das unverwechselbare vollmundige Aroma unseres beliebten Kaffees.

Package Contents:

30 Sachet

EUR 21,60
inkl. MwSt.

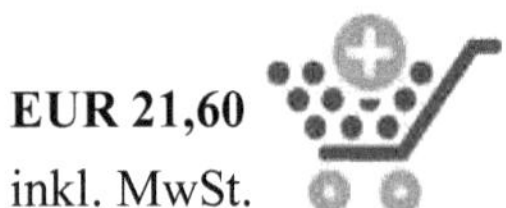

Moringa Pellets King Edition

+ Produktinformation

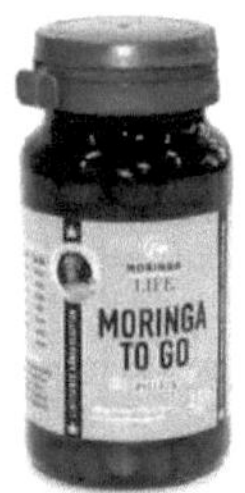

Moringa Pellets King Edition
mit dieser Edition unterstützt du mit 1,-€ die Sozialprojekte von König Bansah für die Kinder in Ghana! 250 MORINGA-BLATTPULVER-PELLETS je 400mg , Vegan, Glutenfrei und BIO (ohne Zusatzstoffe) **100%** reines Moringa Blattpulver wird zu Pellets gepresst und zu je 400mg Moringa Pellets verarbeitet. Die praktischen Blattpulver-Pellets lassen sich leicht dosieren. Unsere Pellets sind von höchster Qualität, leicht verdaulich und bieten eine Fülle von Nährstoffen. Sie sind für die gesamte Familie geeignet

EUR 28,50
inkl.
MwSt.

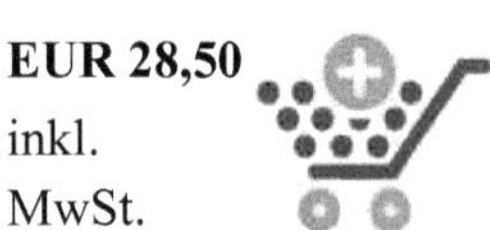

Buch Empfehlungen

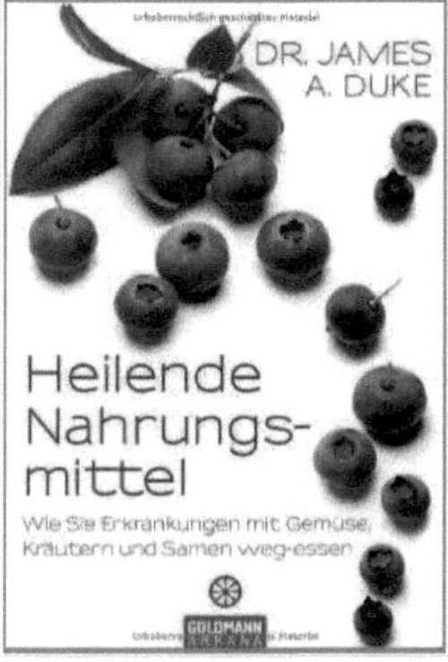

Heilende Nahrungsmittel:

Wie Sie Erkrankungen mit Gemüse, Kräutern und Samen weg-essen

von James Duke

Kurzlink: http://www.amazon.de/dp/3442219191

14,99 €

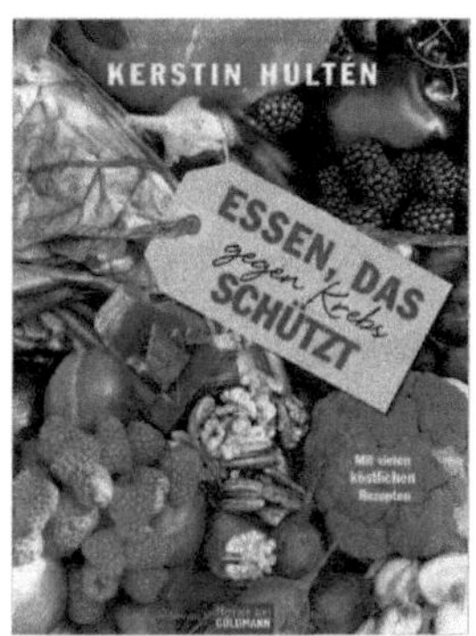

Essen, das gegen Krebs schützt

von Kerstin Hultén

Kurzlink: http://www.amazon.de/dp/344239192X

19,95 €

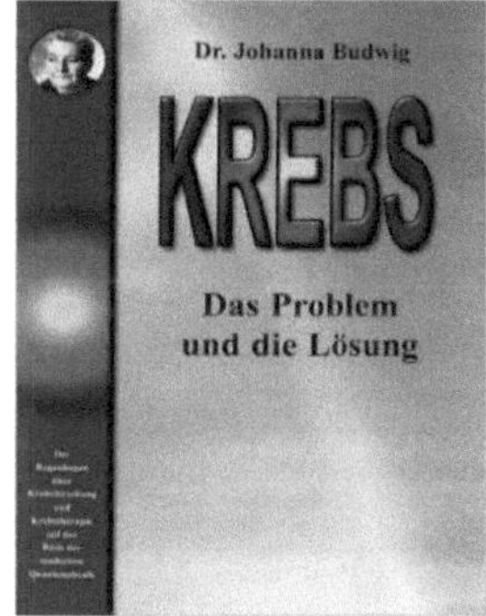

Krebs - das Problem und die Lösung: Die Dokumentation

von Johanna Budwig

Kurzlink: http://www.amazon.de/dp/3932576632

15,30 €

INFORMATIONEN

Zuckerstoffwechsel und Tumorwachstum

Die beschriebenen Veränderungen bei der Energiegewinnung durch Vergärung von Glukose bringen den Tumorzellen gewisse Vorteile:

- Die bei der Vergärung von Zucker gebildete Milchsäure übersäuert das Gewebe in unmittelbarer Umgebung des Tumors und führt zu einer Zerstörung der angrenzenden säureempfindlichegesunden Zellen. Dies erleichtert den Tumorzellen, in das umgebende Gewebe einzudringen und Metastasen zu bilden. Auch werden Immunzellen durch Milchsäure gehemmt und der Tumor kann vom Immunsystem nicht so gut angegriffen werden.

- Die Vergärung von Zucker findet in den Zellen ohne Beteiligung der „Kraftwerke" der Zellen, den Mitochondrien, statt. Viele Chemotherapeutika und die Bestrahlung greifen an diesen Mitochondrien an. Wenn die Tumoren ohne Hilfe von Mitochondrien Energie gewinnen können, dann können sie unempfindlich gegenüber vielen Chemotherapien und Bestrahlungen werden.

- Für die Zellatmung wird viel Sauerstoff benötigt, die Gärung kommt komplett ohne Sauerstoff aus. Tumorzellen, die Glukose vergären, sind nicht mehr abhängig von einer ausreichenden Sauerstoffversorgung, sie können auch bei einem Sauerstoffmangel wachsen. Die Veränderungen im Stoffwechsel haben aber auch Nachteile für die Tumorzellen:

- Die Tumorzellen sind abhängig von einer hohen Glukoseversorgung, da nur Glukose als Energiequelle für die Vergärung verwendet werden kann. Tumorzellen, die ihre Energie überwiegend aus der Gärung gewinnen, benötigen im Vergleich zu normalen Zellen extrem viel Zucker.

- In vergärenden Tumorzellen wird häufig die Fähigkeit zur Fettverbrennung abgeschaltet oder reduziert, sie können daher auch Öle oder Fette nicht mehr oder nur noch schlecht als Energiequellen verwenden

- Für die Verwertung von Ketonkörpern brauchen Zellen voll funktionsfähige Mitochondrien und ausreichend Sauerstoff. Gärende Tumorzellen können daher Ketonkörper nicht zur Energiegewinnung verwerten.

Die Abhängigkeit von der Glukoseversorgung und die Unfähigkeit, Fettsäuren oder Ketonkörper zur Energiegewinnung zu verwerten, stellen den Schwachpunkt, die „Achillesferse" vieler Tumorzellen dar. Dieser Schwachpunkt ist ein attraktiver Ansatzpunkt für eine Tumortherapie. Stoffe, welche die gesteigerte Zuckervergärung in Tumoren gezielt hemmen können, wären geeignete Substanzen, um Tumorzellen am Wachstum zu hindern, während normale Zellen auf andere Formen der Energiegewinnung umstellen können. Solche Substanzen werden derzeit entwickelt und geprüft, stehen aber noch nicht für eine Therapie zur Verfügung. Zurzeit besteht die einzige Möglichkeit, den Zuckerstoffwechsel von Tumoren zur Therapie zu nutzen darin, die Ernährung gezielt so umzustellen, dass gesunde Zellen ausreichend mit Energie in Form von Fett und Eiweiß versorgt werden, während für Tumorzellen die Energieversorgung über Zucker reduziert wird.

Süßstoffe und Zuckeraustauschstoffe

Was ist eigentlich ein Süßstoff und was ist ein Zuckeraustauschstoff? Sind alle Süßstoffe gesundheitsschädlich? Was bedeutet eigentlich „natürliches Süßungsmittel"?

Die Fülle der Bezeichnungen und Namen kann schon recht verwirrend sein. Darum gebe ich in diesem Artikel einen kleinen Überblick über die verschiedenen Süßungsmitteln, die alternativ zu Zucker in der Lebensmittelindustrie Verwendung finden. Zuckeraustauschstoffe und Süßstoffe sind Süßungsmittel. Sie zählen, im Gegensatz zu den »echten« Zuckerarten Saccharose (Haushaltszucker), Maltose (Malzzucker), Glucose (Traubenzucker) und Lactose (Milchzucker) nicht als Zutat, sondern als Zusatzstoff. Der Einsatz von Süßungsmitteln und die erlaubten Höchstmengen sind in Deutschland und Österreich daher in der Zusatzstoffzulassungsverordnung geregelt [1].

Geschichte

Der deutsche Chemiker **Constantin Fahlberg** entdeckte das „Saccharin“, welches als erstes künstliches Süßungsmittel gilt. 1885 kam es erstmals auf den Markt. Als es um 1900 dem Zucker Konkurrenz zu machen begann, wurde es auf Druck der Zuckerindustrie in verschiedenen Staaten unter Apothekenzwang gestellt, sodass es nur noch gegen ein Arztzeugnis (zum Beispiel für Diabetiker) erhältlich war.

Süßstoffe

- Übertreffen die Süßkraft von Zucker erheblich
- Können künstlich oder natürlich sein
- Beispiel: Aspartam - Aspartam wird zu Aspartat, Phenylalanin und Methanol aufgespalten. Dies ist gefährlich für Menschen mit Phenylketonurie, einer angeborenen Stoffwechselkrankheit.

Phenylketonurie: Betroffene Patienten können die Aminosäure Phenylalanin nicht abbauen, wodurch diese sich im Körper anreichert und Phenylpyruvat, Phenylacetat oder Phenyllactat entsteht, was unbehandelt zu einer schweren geistigen Entwicklungsstörung mit einer Epilepsie führt.

In der EU zugelassene Süßstoffe

Name	**relative Süßkraft (Saccharose = 1)**
Acesulfam (E 950)	130–200
Aspartam (E 951)	200
Aspartam-Acesulfam-Salz (E 962)	350
Cyclamat (E 952)	30–50
Neohesperidin (E 959)	400–600

Neotam (E 961)	7.000–13.000
Saccharin (E 954)	300–500
Sucralose (E 955)	600
Steviosid (E 960)	250–300
Thaumatin (E 957)	2.000–3.000

Zuckeraustauschstoffe

- Zuckeraustauschstoffe sind süß schmeckende Kohlenhydrate, die einen geringeren Einfluss auf den Blutzucker haben als Saccharose (Tafelzucker).
- Dazu gehören die Zuckeralkohole: Sorbit, Xylith (Birkenzucker), Maltit, Erythrit

Polyalkohole sind Zuckeralkohole oder hydrierte Kohlenhydrate. Sie sind auch bekannt als Zuckerersatzstoffe, „Masse"-Süßstoffe oder zuckerfreie **Süßstoffe**. Manche Polyalkohole kommen natürlich in vielen Früchten und Gemüsesorten vor, wie beispielsweise Sorbit in Äpfeln und Birnen. Die meist gebrauchten Polyalkohole sind Sorbit, Mannitol, Maltitol, Isomalt, Lactitol, Xylitol und Erythritol. In Lebensmitteln werden Polyalkohole meist als Süßstoffe eingesetzt, um **Zucker** zu ersetzen.. Anders als andere Kohlenhydrate fördern sie nicht die Zahnfäulnis und verursachen keinen schlagartigen Anstieg des Blut-Glukosespiegels. Polyalkohole kommen vor in zuckerfreien Lebensmitteln, in Light-Produkten ohne Zuckerzusatz oder mit reduziertem Zuckergehalt, zuckerfreien Süßigkeiten und Kaugummis.

Sind Süßstoffe gesundheitsschädlich?

Die Datenlage ist derzeit nicht ganz klar. Ein Review-Artikel aus dem Jahr 2013 kommt zu dem Schluss, dass noch keine evidenzbasierten Empfehlungen für oder gegen einen Süßstoff ausgesprochen werden können [2].

Auswirkungen auf Übergewicht und die Darmflora

Es gibt Hinweise, dass verschiedene Süßstoffe zu Heißhunger führen. Der Grund hierfür könnte sein, dass der Körper alleine auf die geschmackliche Wahrnehmung von Süße, bereits mit einem Ausstoß von Insulin reagiert. Eine andere Problematik ist natürlich, dass man sich eigentlich etwas von süßem Geschmack entwöhnen sollte. Ähnlich den Hunden von Pawlow, kann der süße Geschmack unbewusste Verhaltensweisen auslösen. Nicht geklärt, ist die Auswirkung auf die Darmflora. In einem Artikel, welche 2014 im NATURE erschienen ist, fanden die Forscher einen Zusammenhang zwischen künstlichen Süßstoffen (NAS – Non-caloric Artificial Sweeteners) und einer veränderten Darmflora (Dysbiose) sowie veränderten Stoffwechselwegen [3]. Anzumerken bleibt, dass es sich um eine Studie mit Mäusen handelt, und wir natürlich nicht ein zu eins von Mäusen auf Menschen schließen können.

Künstlich vs. Natürlich

Leider werden gerade diese Begriffe häufig missbraucht. Durch die Assoziationen und Emotionen, die mit diesen beiden Begriffen verknüpft sind, lassen wir uns leicht in die Irre führen. Dies betrifft nicht nur die Süßstoffe und Zuckeraustauschstoffe sondern auch andere Bereiche. **Künstlich** bedeutet nicht per se, dass etwas schlecht ist und **natürlich** bedeutete nicht automatisch, dass es unbedenklich ist. Es gibt viele natürlich vorkommende Substanzen, die hoch giftig sind, wie zum Beispiel Arsen oder Quecksilber. Sind künstliche Süßstoffe schlechter als natürliche? Sind beide gleich schlecht? Oder alle unbedenklich? Diese Frage lässt sich zurzeit leider nicht eindeutig beantworten.

Mein Fazit

Man sollte sich prinzipiell etwas von dem süßen Geschmack entwöhnen und lieber zu sehr dunkler Schokolade oder doch zu einem Apfel oder ein paar Beeren greifen. Aber, wir leben nun mal alle in einem sozialen Gefüge und da lässt es sich eben manchmal nicht vermeiden, dass man doch einen Kuchen oder ein Dessert zubereiten möchte. In diesen Fällen verwende ich persönlich am Liebsten Erythrit und Stevia. Das hat folgende Gründe: Erythrit ist ein Kohlenhydrat und seine chemische Struktur ist nichts Unbekanntes für den Körper. Es wird nicht verstoffwechselt und einfach ausgeschieden. Erythrit hat gute Backeigenschaften und es schmeckt sehr wie Zucker. Die Studien, die es bis jetzt gibt zeigen keine negativen Effekte. Bei Stevia zählt für mich schon, dass es ein Pflanzenextrakt ist und dass es schon seit sehr langer Zeit von traditionellen Kulturen in Südamerika verwendet wird. Das ist meine ganz persönliche Meinung. Ich mache mir prinzipiell sehr selten Desserts oder ähnliches, darum gilt in meiner Überlegung auch der berühmte Ausspruch von Paracelsus:

„Dosis solum venenum facit" – Alleine die Dosis macht das Gift

Referenzen

[1]

http://www.tuevsued.de/uploads/images/1137565541562582099221/tuev_zusatzstoffe4.pdf

[2]

Shankar P, Ahuja S, Sriram K (2013). Non-nutritive sweeteners: Review and update. Nutrition, Vol. 29, Nr. 11-12, S. 1293–1299, PMID 23845273

[3]

Suez, Jotham, et al. „Artificial sweeteners induce glucose intolerance by altering the gut microbiota." Nature 514.7521 (2014): 181-186.

Fragwürdige Krebsdiäten und Essverbote?

Wie weit hilft die Ernährung? In Ratgebern werden die verschiedensten Anti-Krebs-Diäten oder Fastenkuren angepriesen. "Geheimtipps" verbreiten sich als Mund-zu-Mund-Propaganda. Viele solcher Tipps sind allerdings nutzlos, manche sogar gefährlich: zu radikal, zu einseitig. Denn der durch den Krebs belastete Stoffwechsel braucht genügend Nährstoffe. (So der NDR)

Quelle: http://www.ndr.de

"Giftiges" Schweinefleisch (Tomaten, Kartoffeln und Co.)

Nachtschattengewächse wie Tomaten oder Kartoffeln enthalten das schwach giftige Solanin (in den grünen Stellen) - allerdings in verschwindend geringer Menge. Sie dürfen bedenkenlos zugreifen. Dass zu viel Fleischkonsum Krebs begünstigt, ist belegt. Vor allem in Schweinefleisch steckt viel entzündungsfördernde Arachidonsäure. Ein Verzicht kann daher den Stoffwechsel entlasten. Strikte Essverbote sind aber nicht angezeigt.

Ketogene Diät

Bei der sogenannten ketogenen Ernährung (oder "Very Low carb") soll der Körper seine Energie aus Fett und Eiweiß beziehen statt aus Kohlenhydraten (Glukose). Hintergrund ist, dass auch Tumorzellen Zucker lieben. Zucker und Weißmehl einzuschränken ist nicht falsch. Wie radikal man darauf verzichtet, ist eine andere Frage. "Die Studienlage ist bisher uneinheitlich", sagt Ernährungsmediziner Matthias Riedl. Es fehlen Langzeitstudien. Die Fachgesellschaften raten bisher von dieser Kostform ab. Eine ketogene Diät sollte zudem grundsätzlich nicht in Eigenregie umgesetzt werden.

Heilfasten

Selbst Gesunde sollten Fastenkuren nach J. Buchinger oder F. X. Mayr besser erst nach Rücksprache mit dem Hausarzt durchführen - bei geschwächten Krebspatienten kann Heilfasten schnell gefährlich werden. Denn dem Körper werden Kalorien und Nährstoffe vorenthalten, damit er an seine Energiedepots (Fettspeicher) geht. Auch hier ist die Forschung noch uneins. "Studien geben Hinweise darauf, dass Fasten vor einer Chemotherapie in einzelnen Fällen sinnvoll ist", sagt Ernährungs-Doc Anne Fleck. Fragen Sie unbedingt Ihren Arzt.

"Krebskur total"

So nannte der österreichische Heilpraktiker Rudolf Breuß (1899-1990) sein Programm - im Grunde auch nichts anderes als Fasten. Krebskranke sollten sieben Wochen lang nur Säfte und Tees zu sich nehmen. So könne man laut Breuß "Tumorzellen aushungern". Wissenschaftlich belastbare Beweise dazu fehlen. Stattdessen besteht ebenfalls die Gefahr, dass diese Kur zu Mangelernährung und zum Abbau von Fett- und Muskelmasse führt - und so die körpereigenen Abwehrkräfte noch zusätzlich schwächt.

Gerson-Therapie

Der in die USA emigrierte Arzt Max Gerson (1881-1959) schrieb den Verzicht auf diverse Lebensmittel vor: darunter Avocados, Pilze, Beeren, Ananas, Nüsse, Kaffee, Tee - ausgerechnet Nahrungsmittel, denen wir heute viele stärkende und antioxidative Wirkungen zuschreiben. Seine salzfreie und streng vegetarische Diät kombinierte er auch noch mit Einläufen. Es gibt Fälle, in denen Patienten kollabierten, weil ihnen durch die Gerson-Therapie Kalorien und wichtige Mineralstoffe fehlten.

Wundermittel Brokkoli (oder wahlweise: Grüntee, Himbeeren, Sauerkrautsaft ...)

Brokkoli, Beeren und Co.: Manche Lebensmittel glänzen mit besonders vielen Vitalstoffen, konnten sogar in Studien bei bestimmten Tumorarten krebshemmende Wirkung zeigen. Sie dürfen gern oft auf den Teller kommen! Aber bitte keine Wunder erwarten: Wer einzelne Lebensmittel, Tees, Kräuter oder Ähnliches als wirksame Anti-Krebs-Waffen anpreist, der verspricht zu viel.

Entschlacken und Entgiften (besonders nach einer Chemotherapie)

Muss nicht schädlich sein, bringt aber auch keinen erwiesenen Heilungsvorsprung: durch basische Tees oder pflanzliche Kost den Körper **"von Giften reinigen".** Wichtig ist generell - und insbesondere auch nach einer Chemo -, einen Mangel an Vitaminen oder Mineralstoffen zu vermeiden. Auch die Eiweiß- und Energiezufuhr muss stimmen. Dies sollte bei der Auswahl der Lebensmittel im Vordergrund stehen.

So wie gesagt der NDR ich würde gerne EURE Meinung und Erfahrung hören oder lesen IHR könnt mir eine eMail schreiben unter: martincunow78@gmail.com

Ein weiteres Thema das ich aber **NUR** kurz erwähne, aber für Wichtig finde sind Kräuter und Pflanzenstoffe gegen Krebs.

Heilpflanzen gegen Krebs

Heilpflanzen gegen Krebs: Mit Pflanzenwirkstoffen gegen Krebserkrankungen

Gemüse, Obst und Heilpflanzen enthalten eine Vielzahl von bioaktiven Substanzen, die vor Krebserkrankungen in verschiedenen Organen schützen können. In diversen wissenschaftlichen Studien wurde nachgewiesen, dass Menschen, die überdurchschnittlich viel Obst und Gemüse verzehren, seltener an Krebstumoren in Mund, Rachen, Lunge, Darm und Bauchspeicheldrüse erkranken als Vergleichspersonen, die wenig Pflanzenkost zu sich nehmen. Pflanzliche Substanzen besitzen ein breites Spektrum verschiedener Wirkungsmechanismen: So binden beispielsweise die Vitamine C und E als Antioxidantien schädliche freie Radikale und „entschärfen" diese krebserregenden Stoffe. Carotinoide und Polyphenole lagern sich schützend an das Erbgut im Zellkern an, wo sonst krebserregende Substanzen andocken könnten. Weitere Stoffgruppen regen entgiftende Enzyme an, helfen selbst bei der Ausscheidung von Karzinogenen oder verlangsamen die Vermehrung von Tumorzellen. Allgemein wirken Pflanzenstoffe verschiedener Klassen im Naturverbund gemeinsam am besten, weil sich ihre Wirkungen häufig ergänzen. Das bedeutet, dass ein Verzehr von vielen frischen, ständig wechselnden Obst- und Gemüsesorten die beste Vorsorge für die Gesundheit und gegen die Krebsentwicklung auf dem Gebiet der Ernährung darstellt. Er ist der Einnahme von Vitamin- und Mineralpräparaten daher vorzuziehen. Aktuelle Forschungsergebnisse, die das *Deutsche Krebsforschungszentrum* in Heidelberg 2008 veröffentlichte, zeigen ferner, dass Heilpflanzen, die in der Traditionellen Chinesischen Medizin seit langem zur Krebsbekämpfung verwendet werden, tatsächlich häufig tumorhemmende Substanzen enthalten. Die Wissenschaftler testeten bisher Extrakte aus 76 chinesischen Medizinalpflanzen und fanden heraus, dass 18 der untersuchten Pflanzenextrakte das Wachstum einer Krebszell-Linie in der Kulturschale deutlich hemmen konnten. Beispielsweise enthält Rotwurzel-Salbei drei Inhaltsstoffe mit deutlicher Anti-Tumor-Wirkung. Schon heute entstammen etwa drei Viertel aller natürlichen Pharmawirkstoffe der traditionellen Volksmedizin aus aller Welt. Viele Substanzen, die in Chemotherapien Verwendung finden, gehen auf natürliche Pflanzenstoffe zurück. So werden z.B. Taxane aus der Eibe zur Behandlung von Prostata- und Brustkrebs eingesetzt.

Das Madagaskar-Immergrün

Diese Heilpflanze zählt zu den Hundsgiftgewächsen und hat sich vom Kräutertee zum bewährten Krebsmedikament entwickelt. Die zwei Alkaloide Vincristin und Vinblastin aus dem Madagaskar-Immergrün verhindern ein Tumorwachstum, da die Wirkstoffe die Zellteilung hemmen und die DNA-Synthese unterbinden. Diese Stoffe kommen heutzutage bei der Chemotherapie gegen beispielsweise Leukämie und Brustkrebs zum Einsatz.

Mistelpräparate

Misteln zählen zu den Sandelholzgewächsen und werden seit Beginn an zur Behandlung von Krebs eingesetzt und zählen daher wohl zu den bekanntesten Heilpflanzen gegen Krebs. Misteln werden je nach Tumorlokalisation von verschiedenen Wirtspflanzen verwendet, beispielsweise von Tannen, Kiefern, Eichen oder Apfelbäumen. In den Misteln sind spezielle Lektine enthalten, die das Immunsystem stimulieren, das Verbreiten der Krebszellen zu hemmen. Die Mistellektine sind die bekanntesten Bestandteile des Mistelextraktes, jedoch wird zahlreichen weiteren Inhaltsstoffen eine krebshemmende Wirkung zugeschrieben.

Katzenkralle

Die Katzenkralle gehört zu den Rötegewächsen. Die zur Krebsbekämpfung wirksamen Inhaltsstoffe sind insbesondere in der Wurzelrinde enthalten. Die Heilkräfte wirken vor allem in Bezug auf Lungenkrebs, denn das Pulver der Katzenkralle reduziert das Risiko der Erkrankung an Lungenkrebs um etwa 50 Prozent. Jedoch verbessern sich die Abwehrkräfte nicht nur in Bezug auf Lungenkrebs enorm, denn im Urin sank das Gesamtpotential an krebsauslösenden Stoffen im Körper bis zu 63 Prozent. Daher gehen Wissenschaftler davon aus, dass die Wirkstoffe der Katzenkralle in der Lage sind, die Giftstoffe unschädlich zu machen. Dies bedeutet, dass die negative Wirkung von Umweltgiften generell in erheblichem Maße reduziert wird.

Rotwurzel-Salbei

Rotwurzel-Salbei, eine Pflanzenart der Gattung Salbei, enthält gleich 3 Substanzen mit einer starken Antitumor-Wirkung, die sogar das Wachstum von sehr aggressiven Tumorzellen stoppen können.

Obst und Gemüse

Obst und Gemüse zählen zur natürlichen Vorsorge, die ebenso vor Krebs schützt, da beides sekundäre Pflanzenstoffe beinhaltet, die ausschließlich von Pflanzen gebildet werden, welche sich gegen Krankheitserreger schützen. Laut Studien sinkt das Krebsrisiko durch Obst und Gemüse je nach Tumorart bis zu 50 Prozent. Eine überwiegend pflanzliche Ernährung soll das Risiko von Magen- und Dickdarmkrebs bis zu 90 Prozent, von Gebärmutterschleimhaut-, Gallenblasen-, Gebärmutterhals- sowie Speiseröhrenkrebs etwa 20 Prozent und bei allen anderen Krebsarten circa 10 Prozent verringern. Die gesunden Pflanzenstoffe helfen auf verschiedene Arten bei der Krebsvorsorge. Zum Teil neutralisieren sie die krebserregenden Giftstoffe, teilweise werden die körpereigenen Zellen geschützt oder Krebserreger werden gehindert, überhaupt aktiviert zu werden. Für eine gesunde Ernährung werden pro Tag 5 Portionen an Obst und Gemüse empfohlen.

Auf weitere Forschungsergebnisse in diesem Erfolg versprechenden Gebiet der Heilpflanzen darf man also gespannt sein.

Quellen: CancerActive.com | UndergroundHealth.com | Care2.com

Danksagung

Es hat länger gedauert, als gedacht, dieses Buch zu schreiben, als ich ursprünglich geplant hatte, und die meiste Zeit davon fühlte ich michschlapp, Müde und sehr Angespannt. Erst die Hilfe vieler Menschen hat es mir ermöglicht, dieses Buch fertigzustellen, ohne dabei den Verstand zu verlieren.

Meine Facebook-Kontakte (**über meinen Blog – „Diagnose Krebs – Und täglich grüsst das Murmeltier“ sowie die Facebook-Gruppe „Junge Erwachsene mit Krebs“**), die mich dabei Unterstützten, war der Traum eines jeden Schriftstellers. Sie kannten unter anderem nicht nur das Thema (**viele Vorschläge kamen von ihnen, Kritik, Verbesserungsvorschläge**), sondern auch die seltene Gabe zu verstehen, was man meint und konnten einem helfen, es in die richtigen Worte zu fassen. Es war eine Ehre, mit **EUCH** zu arbeiten.

Monika Dieterich, Babara Mayer, Nadine Bäßler, Lena Schmidt, Bianca Kühnle, Michii Deml, Annika Önder, Liz Melson, Daniela Schusser, Karina Hofmann, Tatjana Steinbrenner haben das ganze Material durchgesehen, oder beim Layout usw. geholfen, während ich es schrieb, was nicht nur dazu führte, dass das Buch besser wurde, sondern mich auch dann am Schreiben hielt, wenn ich lieber an jedem anderen Ort auf der Welt gewesen wäre, als vor dem Bildschirm.

Auch Horst prüfte meinen Fortschritt und war stets erfreut, mit mir – manchmal sehr ausführlich – zu diskutieren, egal welches Thema ich in der Woche zu behandeln versuchte. Er bemerkte auch, wenn ich erlahmte und munterte mich durch kleine Nörgeleien auf. Danke

Des Weiteren gab er sowohl Aufmunterung als auch konkrete Hilfe – seine breite Erfahrung hinsichtlich **VEGANER KÜCHE**, an das ich sonst nie herangekommen wäre. Und der taktvoll in meinem Kopf hämmerte, wie wichtig es ist, Diskussionen öffentlich zu führen; Ich hoffe, dass dieses Prinzip sich durchweg im Buch wiederspiegelt.

Ich möchte mich auch nochmal bei Lena Schmidt bedanken für das Rezept sowie bei Sven Frank und Doris Zinser (http://sen-gesunheitspraxis.de) zum Thema „Moringa und ihre Rezepte“

Ich hoffe ich habe bis jetzt niemanden vergessen, denn es waren so viele die mich dabei Unterstützten…

Ich hatte viele sachkundige und gewissenhafte Kritiker für dieses Buch: Das Buch wäre sicherlich besser, wenn ich all ihre ausgezeichneten Vorschläge hätte aufnehmen können. Zeitmangel zwang mich leider, mich aufs Herauspicken zu beschränken, aber die Verbesserungen waren dennoch erheblich. Alle übrig gebliebenen Fehler sind voll und ganz mir zuzuschreiben.

Meine Eltern, Gudrun und Paul waren wunderbare Unterstützer wie immer, und da dieses Buch sich nicht um meine Krankheit handelt als die letzten, hoffe ich, sie werden es etwas leserlicher finden.

Schließlich möchte ich **allen** (**Nicola Glück-Mendes, Melanie & Sebastian Pfirmann, die Familie Jetter & Gander, Bettina Neff, um nur einige wenige zu nennen**) nochmal danken, denen dieses Buch auch mitunter gewidmet ist. Die Freundschaft und das Verständnis von jedem haben mir alles bedeutet, nicht nur während ich an diesem Buch schrieb, sondern auch die letzten Tage hindurch. Ohne eure Hilfe hätte ich es sicher nicht geschafft. Dasselbe gilt für Jürgen Hoffmann, einen echten Freund, der mir beibrachte was wahre Freundschaft ist.

Schlusswort

Cunow Martin (**Martin aka Murmeltier**)

Postfach 101102
76744 Wörth am Rhein

Diese Informationen werden nach bestem Wissen und Gewissen weitergegeben. Sie sind ausschliesslich für Interessierte und zur Fortbildung gedacht und **keinesfalls als Diagnose- oder Therapieanweisungen** zu verstehen.

Ich übernehme **keine Haftung** für Schäden irgendeiner Art, die direkt oder indirekt aus der Verwendung der Angaben entstehen. Bei Verdacht auf Erkrankungen konsultieren Sie bitte Ihren **Arzt oder Heilpraktiker**.

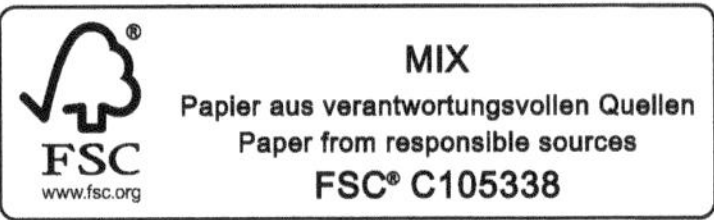

Printed by Books on Demand GmbH, Norderstedt / Germany